ESSAI

SUR

LA NÉVRALGIE

DU GRAND SYMPATHIQUE.

A M. FILLEAU DE SAINT-HILAIRE,

OFFICIER DE LA LÉGION D'HONNEUR,
CONSEILLER D'ÉTAT, COMMISSAIRE GÉNÉRAL DE LA MARINE,
DIRECTEUR DES COLONIES.

MONSIEUR,

Permettez-moi de vous offrir aujourd'hui un public témoignage de ma gratitude. Assisté de votre bienveillance, éclairé de vos conseils, j'ai vu s'embellir ma carrière; et si quelque succès devait en marquer le cours, à vous s'en rapporterait tout le mérite, puisque l'encouragement donné au travail est le véhicule de sa plus grande puissance et de ses plus beaux résultats.

La maladie dont il est ici question est un fléau dans les colonies, une calamité pour le navigateur. Cette double circonstance ne pouvait me trouver indifférent : je crois donc n'avoir accompli qu'un devoir de position en rédigeant cet écrit. Puisse maintenant le patronage d'un nom respecté le sortir d'une obscurité complète, et lui valoir bonnes lettres de créance dans la sphère où ce nom s'est acquis une grande popularité.

Je suis,

Monsieur,

avec un profond respect et un dévouement sans bornes,

votre très-humble et très-obéissant serviteur.

A. SÉGOND.

AVANT-PROPOS.

Nous possédons bon nombre d'écrits sur la colique végétale; des auteurs d'une grande renommée ont laissé sur cette maladie des descriptions générales assez complètes; mais, dans toutes ces archives, on ne rencontre pas une seule observation particulière, recueillie, jour par jour, au lit du malade.

C'est cette circonstance, plus que le désir de faire un livre, qui m'a mis la plume à la main, assuré que si la partie dogmatique de mon travail laissait beaucoup à désirer, ou que certains esprits la considérassent comme une dissertation inutile, ils ne sauraient porter le même jugement sur les faits particuliers qui y sont consignés.

Plusieurs raisons devaient me porter à m'occuper sérieusement de cette maladie, d'abord parce qu'elle s'est offerté à moi sous l'aspect de la nouveauté, par conséquent sous une forme attrayante, puis parce que je ne tardai pas à m'apercevoir que ce qui était neuf pour moi n'était pas chose connue et bien acquise pour ceux qui m'avaient précédé dans la sphère où nous observions.

D'abord, tout aussi peu érudit sur la colique végétale que le sont la plupart des médecins, j'ai commencé son étude exempt de toute prévention de doctrine, ou, pour mieux dire, je ne pus éviter de prendre l'inflammation pour point de départ. Si je suis revenu de cette voie, aussi peu sûre qu'elle est trop suivie, c'est que la nature est un guide de beaucoup préférable à la théorie, c'est qu'en l'étudiant avec une sévère attention, c'est qu'en l'interrogeant avec une réserve éclairée, non par *l'habitude* du doute, mais par l'application bien ménagée de cette disposition philosophique, on arrive à épurer ses croyances, à mieux asseoir ses opinions.

Privé que j'étais de bibliothèque, n'ayant sur la colique végétale que quelques pages, je pourrais dire quelques mots, de dictionnaire à consulter, je me mis à étudier par moi - même cette affection au lit du malade; tâche longue et pénible, mais qu'on accomplit toujours par un travail soutenu.

Abandonnant l'idée de l'inflammation, celle d'un spasme nerveux s'offrit à mon esprit, et une sorte de constriction de l'intestin duodénum vint d'abord remplacer la gastro-entérite que j'avais cru observer. Cette opinion, je la publiai, en 1834, dans la *Gazette des hôpitaux*.

Certes, c'était une erreur que de confiner dans le duodénum une maladie qui, autant que la colique végétale, tend à se généraliser, et bientôt je franchis d'aussi étroites limites pour étendre mon *spasme* à bien d'autres organes. Cette idée de spasme avait, j'en conviens, quelque chose de vague et d'assez mesquin; cependant c'est elle qui, plus tard, m'a conduit à l'opinion, que je crois mieux fondée, de la *névralgie du grand sympathique*.

Arrivé là successivement et à petites journées, je

crus avoir mis le pied sur un sol vierge et tout à fait inconnu; aussi la manière dont je considérai la colique végétale m'apparut-elle comme une découverte importante. Convaincu que je suis le premier qui ait atteint le but, je caresse cette pensée avec toute la passion qui s'attache à une œuvre qu'on croit seul avoir rêvée, et qu'on se flatte d'accomplir avec une sorte d'originalité.

Telle est l'influence sous laquelle je me suis mis à recueillir les observations particulières qu'on rencontrera dans cet *Essai;* telle est l'illusion qui m'a guidé et, je pourrais dire, soutenu, dans l'élaboration complète de mon œuvre. En effet, si j'eusse su, par avance, que ce que je croyais ma découverte n'était qu'une opinion conforme à celle déjà professée par plusieurs écrivains, je me fusse sans doute ralenti dans un travail exécuté sous un ciel qui bannit l'étude, dans un pays où la vie cérébrale fléchit en raison de l'usure rapide et prématurée des rouages de la vie intérieure.

De retour à Paris, je me suis demandé s'il ne valait pas mieux faire un traité complet, et, puisque je pouvais me procurer la plupart des ouvrages écrits sur la matière, n'en traiter que d'une manière *ex professo?*

Peu confiant dans mon talent d'écrivain, n'aimant pas, du reste, à faire un livre avec d'autres livres, j'ai pris le parti de laisser ce travail, à très-peu de chose près, comme je l'avais élaboré à Cayenne.

Si j'avais connu, dès mon séjour dans cette colonie, l'excellent mémoire de M. le baron Larrey, d'autres travaux également recommandables, et surtout le précieux traité de M. Mérat, sur la colique métallique, où il est aussi question de la colique végétale, j'eusse pu donner à cet écrit une direction meilleure, une touche plus vigoureuse.

Un ouvrage surtout m'eût été très-utile, mais je n'en ai pris connaissance qu'à l'instant de clore ma rédaction, je veux parler des *Recherches expérimentales sur les fonctions du système nerveux ganglionnaire,* par M. Brachet, de Lyon. Dans cet excellent livre, j'ai puisé les considérations qui terminent cet *Essai;* chapitre que je n'avais pas d'abord fait entrer dans mon plan, comme il sera facile de s'en apercevoir.

J'ai changé l'intitulé sous lequel paraît ordinairement la maladie qui va nous occuper : c'est là une entreprise hardie, je le sais; mais, trouvant source d'erreurs infinies dans une synonymie aussi variée et aussi bizarre, je n'ai pas hésité à la remplacer par une dénomination rigoureuse.

Appeler *colique de Poitou* une affection qui offre des caractères identiques à Madrid et à la Guyane; lui donner le nom de *colique végétale,* quand les végétaux y paraissent étrangers; accepter les dénominations ridicules qui lui ont été imposées dans l'Inde, où on la désigne sous les noms de *Barbiers* et de *Béribéri,* n'est-ce pas se complaire dans le chaos?

Il est vraiment extraordinaire, malgré la similitude assez grande qui existe entre toutes les descriptions générales qu'on possède sur cette maladie, de voir lui consacrer, dans nos grands dictionnaires ou répertoires de médecine, plusieurs articles sous des noms différents. Que conclure de ces titres divers, qui n'ont entre eux aucune analogie, si ce n'est que le siége et la nature de la maladie qu'ils désignent sont complétement inconnus?

D'un autre côté, à voir, dans les plus saillants des traités généraux qui paraissent aujourd'hui, le peu de pages consacrées à la colique végétale, ne serait-on pas porté à considérer cette maladie comme fort rare et à peu près insignifiante? Cependant, pour être peu commune en Europe, elle n'en est pas moins généralement répandue sous les tropiques. Quant à sa bénignité, on en rappelle toujours en temps d'épidémie, et, là où elle se montre endémique, on doit la considérer comme un véritable fléau.

Si les médecins qui exercent aux colonies ont jusqu'ici peu entretenu le monde savant du caractère grave et sérieux de la colique végétale, c'est, sans doute, qu'ils se sont trop complétement absorbés dans l'étude de la fièvre jaune et de la dyssenterie. En cela, ils me permettront de leur adresser un reproche, basé sur un des préceptes les plus rigoureux de la médecine d'observation, je veux parler de la nécessité d'étudier toutes les maladies d'un pays pour bien connaître chacune d'elles en particulier. En effet, comment se livrer avec fruit à la méthode analytique, si l'on s'interdit la voie d'exclusion, la formule si sûre des comparaisons multipliées?

Quant à moi, et qu'on me permette de le dire ici, je me suis imposé toute la tâche qui découle de ce dernier principe : que ma carrière se prolonge sous les tropiques, et je prends l'engagement de diriger mes études cliniques sur tous les points où l'on peut retirer quelque fruit de son labeur.

Sans quitter le terrain des colonies, faisons sentir qu'il est urgent de préciser le diagnostic de la colique végétale, plus d'une fois confondue avec l'empoisonnement à *doses brisées*. Qui n'aperçoit les déplorables conséquences d'une pareille méprise! Qui ne voit de malheureux nègres accusés d'avoir attenté aux jours de leurs maîtres! Non, je ne crois pas écrire l'histoire à ma manière, en soutenant la thèse que plus d'un esclave a payé de sa tête certains caprices de l'atmosphère!

Ici, ce n'est point une accusation que je dirige contre les colons; ils ont cru à l'évidence du crime, les experts *médecins* ne les ont point éclairés, ils ont dû livrer le *coupable* à la justice des lois.

Sur les navires, les choses ne revêtent pas la même teinte dramatique; si l'équipage d'un bâtiment marchand est tout à coup frappé de la colique végétale, le *maître coq* passe pour un négligent: il est retranché de son vin, appelé empoisonneur, mais non considéré comme coupable, puisque le crime n'est que dans l'intention de le commettre.

On voit que comme praticien des colonies, que comme médecin navigateur je devais m'occuper sérieusement de la colique végétale; c'est donc le sentiment du devoir qui m'a fait observer et écrire, non celui que je possédais la capacité voulue pour bien faire.

On pourra alléguer que la colique végétale, observée seulement à Cayenne, et rédigée en lui conservant strictement *sa teinte locale*, ne saurait être la représentation exacte et complète de cette même maladie sévissant en divers points du globe; cette opinion est plus spécieuse que péremptoire, car les nuances empruntées des localités ne constituent pas des genres différents, pas même des espèces distinctes, de telles variétés ne doivent donc être considérées que sous l'aspect du *plus* ou du *moins*, et ma pensée est que c'est déjà beaucoup de savoir que la colique végétale est la *névralgie du grand sympathique*, non une *gastro-entérite*, une affection *arthritique* ou *rhumatismale*.

De même que la gastro-entérite *saturnine* est une chimère dont ont fait justice les bons praticiens, de même il y a erreur choquante à ne voir ici qu'une phlegmasie. Confondre la colique végétale avec la dysenterie, c'est du délire; rapprochement cependant établi par un homme qui ne manque pas de talent.

Non, la colique végétale n'a pas pour siége les organes digestifs, *intrinsèquement parlant*, sous quelque aspect morbide qu'on veuille les envisager.

D'ailleurs, et qu'on le remarque dès à présent, ce n'est pas la muqueuse gastro-intestinale qui paraît seule souffrir dans cette maladie: la vessie, le foie, *les* reins accusent autant de trouble fonctionnel que les organes creux de la digestion; en un mot, tous les viscères qui dépendent d'une manière très-immédiate du grand sympathique sont lésés de prime abord, ceux qui n'en reçoivent qu'une influence moins intime viennent ensuite; mais l'on peut avancer, sans crainte d'être démenti, que tous finissent par entrer dans la grande *coalition* morbide qui constitue la colique végétale.

Certes, on ne veut plus aujourd'hui, et l'on est fondé en raison, de maladies générales, d'états morbides envahissant toute l'économie; mais on admet cependant la généralisation d'une maladie dans tout le système auquel elle appartient. Aucune maladie, mieux que la colique végétale, ne présente ce caractère; eneffet tout le nerf grand sympathique se laisse envahir, et plus tard elle enveloppe dans la sphère de son activité morbide la totalité des viscères, y compris le centre cérébro-spinal.

Mais ne déflorons pas dans cet avant-propos un sujet dont l'étude approfondie va nous coûter quelque peine.

J'ai hésité sur la manière dont je disposerais les matériaux : j'avais bonne envie de mettre en première ligne les observations particulières, c'est-à-dire de faire procéder le lecteur comme j'ai dû procéder moi-même dans la voie de l'observation. Cependant, persuadé qu'on ne parcourrait pas sans ennui et sans fatigue cent pages d'observations particulières, j'ai préféré fixer d'abord l'attention sur une rédaction moins monotone que celle qu'entraîne de rigueur le style contracté et privé de tout ornement qui convient à l'exposition des phénomènes quotidiens d'une maladie.

J'ai donc cru devoir me concilier le lecteur par une description générale, le laissant ensuite pénétrer dans la masse des observations particulières sans l'obliger à les avoir toutes lues pour savoir de quoi il s'agit. Cette description générale comprend la définition, la synonymie, l'histoire de la maladie, ses causes, ses signes, sa marche, sa durée, sa terminaison, son pronostic, ses caractères anatomiques et enfin son traitement.

Sobre d'explications théoriques dans cette première partie de mon travail, je les ai réservées pour le chapitre intitulé : *Exposition physiologique, ou essence de la maladie.*

Peu bien accueillies que se voient aujourd'hui les pensées abstraites en médecine, j'ai voulu que tout ce qui s'en rapprochait fût séparé de la partie purement *clinique,* afin que celle-ci conservât sa teinte naturelle et primitive.

Il y a donc dans ce livre une partie qu'on peut ne pas lire, qu'on peut déchirer ou jeter au feu, selon l'espèce de guerre qu'on a déclarée aux opinions qui s'alimentent de l'induction et de l'analogie, selon l'aversion qu'on éprouve pour tout ce qui semble rentrer dans la théorie ou l'esprit de système. Cependant, je dois avertir que je ne me suis pas tenu dans les nuages, et que la partie que j'appelle dogmatique n'est qu'une discussion assise sur des faits plus ou moins probants, ou nourrie d'explications physiologiques qui ont cours dans la science. Ce n'est pas sans timidité et sans voir la critique à ma porte que j'ai entamé le chapitre de l'essence de la maladie, étude difficile, dédale où s'égarent bien des habiles. Quel que fût le danger qui me menaçait dans cette carrière, j'y suis entré, dans la vue d'y attirer ceux qui, mieux que moi, pourraient la parcourir.

Je le répète : la colique végétale est très-répandue sous les tropiques ; elle y est grave et demande qu'on s'en occupe. Que mon travail ait seulement le mérite de cet avertissement, celui d'une prière faite aux hommes capables de l'exaucer, et je ne regretterai pas de l'avoir entrepris.

Premièrement rédigé sous un climat où le travail intellectuel est encore plus pénible que le labeur physique, achevé en dernier lieu sous l'influence de la précipitation que commandait mon départ, et imprimé sans mon intervention active, je prévois que cet essai s'offrira bien imparfait, surtout privé de ce parfum littéraire que la serre chaude du cabinet peut seule élaborer au degré convenable.

ESSAI

SUR

LA NÉVRALGIE

DU GRAND SYMPATHIQUE.

COLIQUE VÉGÉTALE.

DÉFINITION ET SYNONYMIE. — Est-il possible de définir la colique végétale au milieu de la confusion où se trouve plongée cette maladie, soit sous le rapport des noms ridicules et multipliés par lesquels on la désigne, soit sous celui des causes diverses et souvent très-opposées auxquelles on l'attribue?

Cette affection, appelée depuis 1639 *colique végétale,* par Citois, médecin de Louis XIII, est, quoi qu'en pensent certains auteurs, bien distincte de la colique minérale.

Trouvant dans la dénomination que porte le plus souvent cette colique la source d'une erreur grossière, quant à sa cause, en même temps que rien n'en rappelle le vrai caractère, nous nous sommes hasardé à la produire sous un nouveau titre, titre qui, s'il est justifié par notre investigation, aura du moins l'avantage de reproduire par lui-même l'opinion qu'on doit se faire sur le siége et la nature de cette maladie[1].

---

[1] Nous n'ignorons pas qu'il est plusieurs maladies qui ont été rapportées au grand sympathique, telles que les fièvres intermittentes, le choléra-morbus, la colique dite nerveuse, etc. Quoi qu'il en soit, nous maintenons

Ainsi, pour nous, la colique végétale n'est autre chose que la *névralgie du grand sympathique*, intitulé qui, à lui seul, tient lieu de définition.

Précis historique. — Si nous tenions à donner des preuves d'érudition, nous pourrions dérouler ici une longue liste d'auteurs, et, après *Sennert, Charles Pison, Townes, Hoffman, Musgrave, Huxham, Wepfer, Fernel*, etc., citer les noms d'observateurs plus rapprochés de notre époque. Ne faisant point un traité *ex professo*, nous garderons pour nous une science si fastidieuse, si peu l'expression véridique de l'acquit et du mérite de l'écrivain.

Permis donc au lecteur, s'il y trouve profit, de combler de ses souvenirs le bel espace qui existe entre les auteurs *grecs, latins, arabes*, ceux du moyen âge et nos contemporains; mais que d'avance il sache qu'il ne puisera dans cette étude ni le siége précis, ni la nature exacte d'une maladie si étrangement classée parmi les coliques.

Voyons quelles en sont les causes.

> « L'apparition des maladies sous l'influence de telle ou telle cause est, j'en conviens, réglée d'une manière aussi formelle, j'ai presque dit fatale, que la succession des saisons. Mais, encore une fois, nous manquons souvent de données claires et précises sur les causes de quelques maladies, et, dans ce cas, la probabilité est relative en partie à notre ignorance, en partie à nos connaissances sur les causes dont il s'agit. »
>
> (Bouillaud, *Essai sur la philosophie médicale*, p. 247.)

Causes. — De tant de discussions sur les causes qui engendrent la colique végétale, en est-il une qui ait suffisamment éclairé la question? Non. Comment alors oser aborder de nouveau un sujet aussi ardu, comment se concilier les esprits, si l'on n'apporte à l'appui de ses prétentions des faits irrécusa-

notre dénomination, convaincu que nous sommes que, de toutes les maladies attribuées au trisplanchnique, il n'en est pas une qui s'y rattache d'une manière aussi intime et aussi évidente que la colique végétale.

bles, si l'on ne possède, pour donner à ces mêmes faits leur valeur réelle, une puissante logique, un talent supérieur! De toutes ces conditions, la première est la seule dont je puisse étayer ce travail; encore me fais-je peut-être illusion sur l'importance des matériaux que je vais mettre en œuvre[1]!

Quoi qu'il en soit, une première pensée vient s'offrir d'elle-même quand il s'agit de l'étiologie de la colique végétale : les auteurs qui ne rapportent cette maladie qu'à un seul ordre de causes, sauraient-ils être fondés en raison? Je ne le pense pas. Une maladie qui n'est point spécifique, dans le sens rigoureux de ce mot, ne peut, ce me semble, devoir son origine à un modificateur unique et indélébile; vérité que les affections nerveuses font mieux ressortir que toute autre classe de maladies.

On est aujourd'hui, il faut en convenir, beaucoup trop porté à se maintenir dans l'exclusiveté en matière d'observation médicale. La délimitation précise est, il est vrai, un des besoins les mieux sentis de notre vaste science; mais qu'on se garde bien, en croyant épurer l'observation des temps passés, de la tronquer et de la défigurer, au lieu de la renfermer dans de plus convenables limites.

De ce que je viens de dire, on ne serait pas en droit de conclure que j'accepte indifféremment toutes les causes signalées par les auteurs; on me verra, au contraire, en éliminer un grand nombre et m'efforcer, par une analyse convenable, d'assigner à chacune la place et le rang qu'elle doit occuper dans le tableau qui va se dérouler à nos yeux.

Les auteurs accusent généralement les productions végétales mal venues et mal développées pendant une saison froide et humide, et, plus particlièrement parmi ces dernières, celles qui ont subi le phénomène de la fermentation acide, ou qui présentent une saveur acerbe et austère; en un mot, chacun accuse

---

[1] Je renvoie toute discussion et analyse des causes à la partie de ce travail intitulée *Essence de la maladie.*

1.

la boisson la plus en usage dans la province où il observe : Hoffmann, la vieille bière détériorée, Huxam et Bonté, le cidre de mauvaise qualité. Mon avis est que ces liqueurs peuvent n'être pas sans influence, quand l'économie est disposée, par une cause épidémique (cause qui souvent est aussi celle de la non-maturité des productions végétales), à se montrer plus vulnérable; mais que, hors une pareille circonstance, elles ne sauraient déterminer la maladie qui nous occupe. On ne peut du reste éliminer complétement ce genre de causes, quand des observateurs *dignes de foi* vous disent avoir constaté, qu'en temps d'épidémie, les personnes qui s'abstenaient de cidre et de bière étaient exemptes de la colique végétale.

Ainsi une cause efficiente, venant des *ingesta*, sera nécessaire pour déterminer la colique végétale, là où les influences atmosphériques, privées de leur plus grande activité, seront insuffisantes par elles-mêmes; tandis que l'intervention de pareils agents peut être considérée comme superflue, alors que les intempéries aériennes présentent toute l'énergie et l'intensité qui les caractérisent dans les contrées où la maladie que nous étudions est endémique à un haut degré.

Les vins lithargyrés, l'eau distribuée à toute une ville par des canaux métalliques, ou conservée dans des vases de même nature, ont également été frappés de suspicion, sans s'apercevoir qu'une pareille cause, s'il était possible de la prendre en considération, provoquerait la colique métallique, laquelle offre de l'analogie avec la colique végétale, mais en diffère sur plusieurs points essentiels.

La meilleure preuve que cette cause est illusoire, c'est que là où elle n'existe pas la colique végétale ne s'en rencontre pas moins, tandis que, dans d'autres lieux, où, de même qu'à Madrid, l'eau traverse des tuyaux métalliques, on n'observe aucun vestige de cette affection[1].

---

[1] Madrid n'est pas, comme on le sait, le seul point de l'Espagne où sévit la colique végétale ; la Galice, le royaume de Valence et autres lieux élevés de la Péninsule partagent cette *endémie* avec la capitale. Madrid doit donc

Les fruits et les crudités en général doivent, selon moi, être rayés du catalogue des causes. Ainsi, à Cayenne, où les femmes et les enfants commettent de fréquents excès en ce genre, font de ces substances un abus journalier, on ne rencontre jamais parmi eux la maladie dont nous nous occupons.

Pour en finir avec les *ingesta*, je ferai remarquer qu'à Madrid, par exemple, quelques familles opulentes, étrangères au pays, n'ont pu éviter d'être atteintes de la colique végétale, bien qu'elles aient eu soin de ne pas faire usage des vins d'Espagne, poussant la précaution jusqu'à ne boire que ceux de France, qu'elles se faisaient expédier directement. Pour généraliser cette observation, je mentionnerai encore ici que le régime de nos marins, *restant absolument le même,* ils n'en contractent pas moins la colique végétale *dans tous les climats* où ils se rencontrent avec cette affreuse maladie.

Des substances ingérées, l'*alcool* et le *café,* sont à mes yeux les plus suspectes de toutes; circonstance qui mériterait peut-être de fixer l'attention de ceux qui déterminent le régime alimentaire des navigateurs.

Campet, qui a écrit sur les maladies de Cayenne (an x de la république), dit que la colique végétale, qu'il appelle *bilieuse,* est très-fréquente parmi les soldats; l'usage abusif que

---

le fléau auquel elle a imposé son nom à sa *très-grande élevation* au-dessus du niveau de la mer (603 mètres) ainsi qu'aux éléments de sa topographie : 40ᵉ degré de latitude boréale, située sur une *hauteur* ; maisons également élevées et présentant plusieurs étages ; beaucoup d'eau mise en évaporation par un nombre considérable de fontaines; une infinité de monticules arides autour de la ville, ce qui fait que les vents doivent agir par rafales ; une rivière, le Manzanarès, qui en hiver se comporte à la manière des torrents, enfin, près de la ville, une montagne, la *Sierra Guadarama ,* couverte de neige pendant dix mois de l'année. Ajoutez à cela, les brusques et intenses variations de l'atmosphère , surtout en été, où le soir, pendant la nuit et plus remarquablement encore à la pointe du jour, la température subit un abaissement considérable; et vous comprendrez l'action incontestable d'un pareil ordre de causes, notamment sur les étrangers qui, en venant habiter Madrid, ne contractent pas, comme les indigènes, la salutaire coutume de se couvrir beaucoup plus que ne semble l'exiger le beau climat de cette contrée.

font ces derniers du *tafia* lui paraît être la première des causes occasionnelles. Quant à moi, bien que je vienne de reconnaître l'influence de certains agents introduits dans l'économie, je n'admets leur action, comme je l'ai dit plus haut, qu'autant qu'elle se rencontre et se combine avec celle du climat ou de la constitution atmosphérique. Hors de là, ils pourront troubler d'une manière quelconque la muqueuse digestive, mais ils ne pervertiront pas le système nerveux abdominal de la sorte qui caractérise la colique végétale.

La température des liquides, plus peut-être que leur nature spéciale, doit être prise en considération, et je ne serais pas éloigné de penser que de les ingérer *très-froids*, alors qu'on transpire, soit une cause plus susceptible que leur composition chimique, d'amener cette aberration nerveuse que je ferai connaître plus tard.

AGE. —De même que les enfants sont, à bien dire, exempts de la colique végétale, de même il est bien rare que les vieillards en soient atteints. Ce privilége pour les deux âges extrêmes de la vie, me paraît tenir presque exclusivement à *l'absence des causes* les plus essentiellement *déterminantes*.

TEMPÉRAMENT. — Relativement au tempérament, je citerai comme l'offrant, avec une sorte de prédilection, les sujets éminemment bilieux; les constitutions nerveuses, débiles et impressionnables y sont aussi fort prédisposées.

SEXE. — On peut avancer, sans crainte d'être démenti, que les femmes ne sont nullement sujettes à la colique végétale, et, si on l'a quelquefois observée chez elles, elle s'est constamment montrée légère et bénigne; ce sont là bien certainement des cas de pure exception.

PROFESSIONS. — L'influence si incontestable des professions, toutes relatives à l'effet des transitions de chaud et de froid, ne démontre-t-elle pas par elle-même que, dans l'atmosphère, se rencontre la cause principale de la névralgie du grand sympathique?

Ces professions sont celles de marin, de pêcheur, de cultivateur, de chasseur et de collecteur pour l'histoire naturelle, de militaire, de boulanger, de cuisinier, de forgeron et autres analogues[1] : les gens pauvres, surtout ceux mal vêtus et sans gîte, en un mot, tous ceux que la misère[2] expose spécialement aux intempéries aériennes, représentent, d'une manière à bien dire exclusive, le groupe d'individus où recrute cette bizarre affection. Les exceptions sont relatives à ceux qui, en dehors de ces catégories, s'exposent, par circonstance, à subir d'une manière plus ou moins intense et prolongée, les transitions brusques et sensibles de l'atmosphère.

On conçoit qu'il ne suffit pas, pour être atteint de la colique végétale, de se trouver dans la sphère d'activité de sa cause principale, cette affection ne se développant ni sous l'influence d'un miasme, ni sous celle de la constitution chimique de l'air ; de là, l'inanité d'action du climat sur la plupart des personnes qui n'en affrontent pas directement les intempéries.

L'action abrupte et intense d'un vent frais sur une peau fortement imprégnée de l'humeur perspiratoire, en même temps que son système nerveux présente un haut degré d'impressionnabilité ; l'effet soutenu du froid humide pendant une longue nuit ; l'usage de vêtements malpropres et rarement renouvelés, l'oubli des bains et des frictions cutanées, l'immersion subite dans une eau peu échauffée par les rayons du soleil ; l'imprudence d'abandonner les gilets de laine, quand on en a contracté l'habitude ; celle de dormir dans des appartements trop frais, ou de ne pas se couvrir suffisamment pendant la nuit, représentent quelques-unes des circonstances extérieures capables de déterminer la colique végétale. Il est

---

[1] En Espagne on avait remarqué que les maréchaux ferrants de l'armée étaient éminemment sujets à la colique végétale ; à Cayenne, les chauffeurs et les mécaniciens du bateau à vapeur *la Louise* ont presque tous été atteints de cette maladie.

[2] Huxam, qui raconte l'épidémie qu'il observa dans le Devonshire en 1724, remarque qu'elle frappait particulièrement le bas peuple.

presque inutile de dire que c'est par la suppression de la perspiration cutanée[1].

Laissant, pour un instant, les influences purement extérieures ou atmosphériques, je signalerai quelques circonstances qui tiennent à l'état de l'économie elle-même, et dont
plusieurs rentrent dans ce qu'on appelle les causes prédisposantes.

Ainsi, une disposition des plus grandes et des plus imminentes à la colique végétale, disposition qu'on peut considérer comme en dehors de toutes celles déjà citées et de quelques-unes de celles qu'il me reste à énumérer, prend sa source
dans toute convalescence, plaçant l'organisme au-dessous
de son degré normal de réaction, ou sous l'influence de laquelle il y a excès de sensibilité, exaltation du système nerveux. Dans cette catégorie, ceux que j'ai vus présenter, avec
une fréquence remarquable, la maladie dont il s'agit, sont les
sujets qui relevaient de fièvres intermittentes[2].

Un accès de vive colère, surtout pendant la digestion, peut
aussi amener la colique végétale.

L'abus du coït, toujours si facile au sein d'une population
dont le bas étage est pour ainsi dire voué à l'abjection, est,
sous l'influence qui prend sa source dans les éléments consti-
tutifs de notre climat, une cause des plus actives[3].

[1] « M. Planchon rapporte une observation de colique, qu'il appelle de
Poitou, due à une transpiration interceptée, arrivée chez une fille de
vingt-six ans. » (MERAT, *Traité de la colique métallique*).

[2] « Tronchin rapporte qu'en 1727 il y eut à Amsterdam une épidémie de
fièvres *bilieuses* très-graves. Lorsqu'on supprimait la fièvre avec le *quinquina*,
elle était constamment suivie de la colique de Poitou. Plusieurs auteurs ont
vu des fièvres se terminer de cette façon. » (MERAT, ouvrage déjà cité.)

[3] Les médecins qui ont observé la colique végétale parmi nos soldats en
Espagne, relatent que les vénériens y étaient très-sujets. Par là, il me
semble, on ne doit pas entendre que le *virus* dont il est question prédispo-
sait de lui-même à la colique de Madrid, mais que les hommes dont l'économie se trouvait ainsi affectée étaient les moins continents de tous et, par
conséquent, les plus exposés à contracter la maladie endémique dans la
capitale espagnole. — Libron, dans ses *Vues prophilactiques*, dit : « Évitez
surtout l'abus des voluptés. » (*Thèse sur la colique de Madrid*; Paris, 1809.)

La nostalgie constitue une véritable prédisposition à la colique végétale. En un mot, tout ce qui débilite profondément l'organisme doit être pris en considération sous le rapport étiologique.

Mais, de toutes les causes qui doivent ici figurer, celles qui se rattachent à la climatologie inter-tropicale sont les plus actives, les plus sensibles et par conséquent les plus évidentes ; dire qu'elles seraient les seules présenterait, selon moi, une vue trop absolue ; cependant il faut convenir que là où de telles conditions atmosphériques n'existent pas d'une manière permanente ou accidentelle, toutes les autres passent inaperçues et restent presque sans action aucune.

Aux Antilles, la colique végétale, décrite par Townes, offre, m'a-t-on dit, une assez grande intensité. Ce que je sais du Sénégal me représente cette affection comme débutant d'une manière parfois si rapide que les médecins nouvellement arrivés dans le pays la confondent avec la passion iliaque. Aux côtes du Malabar, où la température baisse tout à coup de 18 à 20 degrés, sous l'influence du vent froid des montagnes, la colique végétale, connue sous le non de *barbiers,* vous saisit avec la même promptitude que le choléra. Il suffit à un bâtiment d'approcher de ces parages pour voir son équipage en quelque sorte foudroyé[1]. L'éloignement des lieux est l'élément le plus puissant de guérison[2].

Admettant, pour l'avoir constatée, l'influence des époques

[1] Un exemple de ce genre s'est présenté à bord du trois-mâts *le Saint-Louis* de Nantes, qui, en quittant la côte de Sumatra, vit tout à coup la moitié de son équipage violemment saisie par la colique végétale. Sur les neuf hommes atteints, trois moururent avant d'arriver à Bourbon, deux furent laissés à l'hôpital de Saint-Denis, et des quatre qui retournèrent en France, deux restèrent paralysés des membres supérieurs, un autre (sujet de l'observation xive) conserve encore cette disposition morbide aux deux derniers doigts de la main gauche, qui sont irrévocablement fléchis. C'est de ce dernier individu, doué de beaucoup d'intelligence, que je tiens cette narration.

[2] Chomel, art. *colique végétale,* Dictionnaire de chirurgie et de médecine pratique.

solsticiales ; considérant en outre que la colique végétale est endémique sur presque tous les points du globe où règne un grand contraste de température entre le jour et la nuit, exemple : les points *les plus élevés* de l'Espagne et une infinité de lieux situés entre les tropiques ; que, sans restreindre la cause de cette maladie à une telle circonstance, peut-être trop exclusivement indiquée par les auteurs, on voit le simple passage du soleil à l'ombre, une transition rapide dans la température diurne, l'apparition de certains vents [1] la déterminer presqu'à l'instant même, j'adhère à la manière de voir, qui, dans l'étiologie de cette affection, consiste à la rapporter presque exclusivement aux vicissitudes atmosphériques.

L'observation attentive de l'influence et de la manière d'agir de pareilles causes, coïncidant avec les conditions de sensibilité et de vulnérabilité qu'offre l'économie, fait reconnaître, comme on ne peut plus judicieuse, l'opinion émise par Pinel et M. Bricheteau que « les climats ont une influence très-marquée sur le caractère et le développement des *névroses ;* leur nombre est bien plus considérable dans les contrées équatoriales que sous les latitudes septentrionales. Cette différence tient à l'état de la sensibilité, qui, sous l'influence d'un ciel brûlant, s'exalte et ne peut se maintenir dans de justes bornes ; tandis qu'elle est difficilement excitée dans les régions boréales que le soleil n'embrase pas de ses feux. »

Nous donnerons peut-être une plus grande force à cette proposition quand nous nous occuperons de l'analyse des causes, au chapitre intitulé *Essence de la maladie.*

Ce serait oublier une circonstance des plus essentielles dans l'étiologie de la colique végétale qu'on observe à la Guyane, que de ne pas mentionner l'influence des saisons. Ainsi, c'est pendant l'hivernage (de janvier à juillet) et prin-

---

[1] Le vent des montagnes, au Malabar, et en général le début des moussons dans l'Inde ; le vent appelé à Smyrne *caragaci,* le vent d'E. au Sénégal ; enfin, aux Antilles et à la Guyane, le vent de N.

cipalement alors que souffle le vent froid du *nord*, que cette maladie se montre intense, fréquente, et, de faiblement endémique, devient épidémique au plus haut degré. Durant l'été, à moins que la saison ne présente des anomalies remarquables, comme on l'observe cette année (1835), elle n'est que clair-semée, peu opiniâtre, et ne frappe que les nouveaux débarqués, principalement les marins qui commettent l'imprudence de dormir la nuit sur le pont.

Enfin, et sans vouloir, dès à présent, spécifier la nature *d'action* des causes qui produisent la colique végétale, j'établis, d'après, les raisons qui précèdent, que, bien que cette maladie puisse quelquefois être déterminée par la nature des *ingesta*, par la nostalgie, la mélancolie, le tempérament bilieux ou nerveux, etc., elle est plus spécialement due à la constitution permanente ou accidentelle de l'atmosphère; de là, son caractère endémique ou épidémique.

> En écrivant l'histoire des maladies, il faut faire abstraction de toute hypothèse philosophique, et noter avec la plus grande fidélité les phénomènes évidents et naturels des maladies, même les plus *petits,* comme ces peintres qui, dans leurs portraits, conservent les taches, les marques les plus légères de l'original.
>
> [SYDENHAM.]

SYMPTÔMES. — On rencontrera dans ce tableau, qui n'est que la représentation d'ensemble des observations particulières, les signes de la colique végétale exposés de la manière successive dont ils se développent, abstraction faite de tout ordre scolastique. Voulant me conformer au précepte émis par l'Hippocrate anglais, je m'abstiendrai aussi de ces phrases linéennes dont la clarté et la concision ne prévalent qu'aux dépens des détails minutieux et des nuances délicates qu'exige toute peinture de maladie, surtout quand celle - ci doit être envisagée sous un point de vue général[1].

[1] Je n'ai rien voulu changer à la description que j'avais faite de cette maladie *sur les lieux mêmes*, et alors que je ne possédais aucune érudition

Le début de la colique végétale peut être brusque et instantané, si la cause qui y donne lieu agit d'une manière subite et violente[1]; ou si la personne, d'ordinaire non acclimatée, y montre une prédisposition sensible ; dans les cas contraires, la maladie s'annonce par des prodromes dont le développement est lent et parfois alternatif.

Cette maladie, dont les atteintes opiniâtres et récidivées semblent écarter tout étranger de nos rivages, surgit d'ordinaire par un malaise abdominal, qui peut être vague et intermittent ou fixe, et ayant pour siége le colon transverse, la région épigastrique ou duodénale. Une langue blanche, muqueuse et peu humide, un pouls dur, lent, inégal et parfois *sans nul caractère morbide ;* un sentiment d'abattement général accompagné de pesanteur dans les membres supérieurs, de faiblesse et de brisement dans les inférieurs, et une tendance marquée à la morosité, caractérisent encore ce premier état. Bientôt, tout exercice devient fatigant, le sommeil est fugace et non réparateur ; à l'approche du jour, on ressent un froid inaccoutumé, rien ne peut réchauffer les pieds ; quelques sujets éprouvent déjà de l'oppression et de l'embarras précordial pendant la marche ; les selles peuvent, pendant deux à trois jours, se montrer nombreuses et diarrhéiformes, mais elles ne tardent pas à devenir rares, bien qu'un vague désir d'y satisfaire se fasse sentir avec importunité ; les matières acquièrent chaque jour de la consistance ; elles arrivent à la sécheresse, à une couleur sombre et à la

relative à mon sujet. Depuis mon retour en France, j'ai parcouru quelques thèses et mémoires, où les auteurs scindent l'histoire de cette maladie en plusieurs périodes, savoir : celle de l'invasion, de l'état et du déclin. On conviendra qu'il n'est presque pas de maladies qui ne puissent comporter de pareilles divisions ; mais rien n'est plus arbitraire et en même temps moins conforme aux lois d'une saine observation, que ces coupes que chaque médecin fait à sa guise, et qui n'ont souvent pour résultat que de mutiler le sujet sans en faciliter l'étude.

[1] Comme cela peut arriver en temps d'épidémie, et aussi dans ces contrées où l'endémie de la colique végétale est des plus intenses et des plus prononcées.

forme *globuleuse* avant de tarir entièrement. Les urines coulent déjà avec quelque difficulté, elles sont blanches, mal élaborées, le besoin de les rendre dépasse de beaucoup aussi leur quantité. L'appétit a diminué sans que le dégoût existe ; les boissons sont préférées aux aliments sans que la soif tourmente sensiblement. Quand on a mangé, quelque peu d'aliments qu'on ait pris, on éprouve une plénitude gastrique, une plus grande gêne se fait alors sentir dans la région du colon transverse ; l'abdomen tend à se tuméfier, on ne peut pas dire qu'il soit déjà sensible à la pression, dans ce premier instant, celle-ci soulage au contraire quelquefois. De plus, le sujet a perdu son coloris accoutumé, la suffusion ictérique paraît imminente ; les traits sont plutôt affaissés que grippés ; l'expression du visage traduit d'une manière remarquable, on pourrait dire indélébile, le malaise éprouvé, la nature sombre et mélancolique des pensées qui assiégent le malade.

Après quatre, cinq ou six jours de ces prodromes, s'organise un état plus pénible. Au vague malaise abdominal, vient s'ajouter une douleur plus poignante, les malades la comparent à la sensation d'un coin qu'on leur enfoncerait profondément dans le ventre ; cette douleur, qui peut aussi se caractériser par le sentiment d'une atroce lacération, se fixe sur le colon transverse, à l'hypocondre droit[1], ou à l'ombilic ; son siége le plus commun correspond exactement à la région duodénale ; celle qui survient à l'hypogastre apparaît d'ordinaire plus tard et reste distincte de cette dernière. Du reste, la douleur peut envahir d'une manière successive ou simultanée toutes les régions abdominales, celles qui ne la présentent pas sont alors comme plongées dans une sorte d'engourdissement et de torpeur dont se plaignent la plupart des malades. D'abord des

---

[1] Où l'on sent parfois une tumeur formée par la cholecyste sur-pleine de bile. Cette tumeur peut aussi se rapporter à l'intumescence du foie lui-même, ou à un amas de fèces durcies et comme incarcérées à l'extrémité droite du colon transverse : faute de connaître cette double circonstance, on peut porter un diagnostic erroné.

hoquets, puis des éructations, des gaz rendus par la voie supérieure, et des bâillements réitérés, annoncent le trouble et l'inertie survenus dans.les fonctions digestives. La langue s'est enduite, vers sa base, d'un limon jaune-verdâtre : elle tend à devenir encore plus aride que les premiers jours ; on observe une sécheresse remarquable de toute la muqueuse buccale. Les nausées ont remplacé les éructations, elles sont elles-mêmes bientôt suivies de vomissements, d'abord de boissons et d'aliments, puis de glaires et enfin de bile jaune, verte, porracée, ·d'une *acidité* remarquable et teinte de sang, si les efforts d'expulsion ont été violents et soutenus ; dans ce cas, le malade s'épuise promptement et chaque vomissement cesse de le soulager, ainsi qu'il advient quand les évacuations gastriques sont moins intenses et moins répétées. La température de la peau est maintenant irrégulière et anormale, elle est alternativement chaude et aride, ou froide et poisseuse ; si la transpiration est abondante, elle épuise le malade et présage la paralysie. L'âcreté de la chaleur s'accompagne presque toujours de démangeaisons ou d'une sensibilité intolérable, surtout aux pieds ; le pouls est lent, serré, profond et intermittent.

La maladie étant en progrès, on voit tous les symptômes décrits revêtir une plus grande intensité.

A la diarrhée, ou à ces matières fécales dures et noirâtres qu'on appelle *scybala*, lesquelles sont parfois sanguinolentes et ne sont rendues qu'avec de pénibles épreintes, a succédé une *constipation absolue;* les urines, émises de loin en loin, sont chaudes, troubles, muqueuses, sanguinolentes et ténesmoïdes à l'excès, la dysurie est le symptôme qui occasionne le plus de lamentations aux malades ; ils éprouvent au périnée un sentiment de pesanteur comparable à celui déterminé par la présence d'un calcul dans la poche urinaire. L'oppression, qui ne se faisait d'abord sentir que pendant la marche, existe maintenant pendant le repos ; la respiration est sourde, lente et profonde, les muscles inspirateurs y paraissent comme étrangers, on est frappé de l'immobilité du thorax ; il y a de plus anxiété précordiale considérable ; douleur du rachis très-intense, celle des reins, proprement dite, est aussi très-forte ; alors la suppression complète des urines est imminente et semble dériver de la néphrite ; les extrémités supérieures offrent des soubresauts, ou, prises de grandes douleurs, elles tendent à la paralysie du mouvement ; les inférieures sont lourdes et indolentes, ou bien les genoux sont le siége de fortes douleurs, symptôme qui peut s'étendre aux aînes, aux fesses, aux poignets, aux coudes, aux épaules et aux omoplates[1]. Maintenant tout instant de calme a disparu, le coucher

[1] Au lieu de ces douleurs, peut exister une sorte de torpeur (anesthésie) ; j'ai vu des malades se palper, ou pour mieux dire, s'empoigner la peau des fesses, des cuisses et des mollets, me disant qu'ils ne sentaient pas ces parties et n'avaient nulle conscience de leur contact avec les corps extérieurs. D'autres, au contraire, éprouvaient dans les mollets des crampes très-pénibles, ou accusaient un sentiment de vive brûlure, surtout aux pieds et à la peau du scrotum, sans qu'il y eût là ni rougeur, ni aucun signe sensible d'irritation (hypéresthésie). A la place de la douleur ou d'une diminution de sensibilité, c'est quelquefois un simple prurit, du picotement ou un sentiment de formication plus ou moins incommode.

Ces phénomènes d'anesthésie et d'hyperesthésie pouvant dériver de plusieurs sources, nous nous livrerons ici à une petite digression, dont les opinions, toujours si judicieuses, de M. le professeur Andral formeront la base et le canevas.

Anesthésie. Cette lésion de la sensibilité ne se lie pas, dans la très-grande généralité des cas de colique végétale, à une affection soit primitive, soit organique, soit symptômatique, ou purement fonctionnelle du cerveau ; car bien des malades l'ont présentée qui n'ont offert, ni avant, ni après sa manifestation, de signes émanés de l'encéphale. Nous la rapportons donc à la lésion purement dynamique des ramuscules nerveuses cutanées, attendu que nous n'avons pas vu coïncider avec elles, dans les circonstances dont il s'agit maintenant, une sensibilité totale ou profonde des parties où nous l'observions.

Hyperesthésie. Comme la lésion qui précède, nous ne la rapportons pas au cerveau, pour les mêmes causes que celles que nous venons de faire valoir ; les principaux cordons nerveux des membres nous paraissent aussi y être étrangers, en ce sens qu'avec l'exaltation de sensibilité dont il s'agit, nous n'avons pas vu correspondre la douleur profonde des parties où elle se faisait remarquer.

Les deux symptômes dont il s'agit, se rencontrant dans l'évolution d'une maladie qui a pour siége le centre nerveux ganglionnaire, nous inclinons à les faire dériver, de *l'imperfection avec laquelle s'exécutent les fonctions de la vie de nutrition* (Andral), circonstance pathologique, qui, à l'aide

en supination ne peut être longtemps supporté, le sujet s'agite dans tous les sens, ou se met sur son séant ; dans cette position, il fléchit les membres abdominaux sur le tronc, croise, s'il en a la faculté, les mains sur le ventre, ou bien ses bras restent collés au tronc ; il a les poignets pendants et les doigts fléchis ; des plaintes, des sanglots et même des cris lui échappent, mais la voix est enrouée, faible et cassée, elle semble prête à s'éteindre. Dans cet état le malade, entièrement privé de sommeil, est d'une morosité extrême ; il n'entrevoit que la mort qu'il redoute ou qu'il souhaite quelquefois ; à peine fait-il attention au médecin, car il le regarde comme impuissant à le soulager ; s'il relève péniblement une tête qui lui semble lourde et difficile à porter, son visage, d'une grande pâleur et d'une affligeante expression, traduit l'anxiété qu'il éprouve, le désespoir qui caractérise une situation que l'humeur la plus douce, la résignation la plus grande ne sauraient faire supporter patiemment.

De huit à quinze jours se sont écoulés depuis le début de la maladie, et cependant il est encore un progrès possible, soit sous le rapport de quelques-uns des symptômes énoncés, soit relativement à ceux que je n'ai pas fait connaître. Mais dans cette marche ascensionnelle d'une affection qui, livrée à elle-même, se terminerait souvent par la mort ; il est aussi des symptômes qui tendent à s'effacer ; parmi ces derniers figurent le vomissement, les coliques et la constipation.

Cette marche rétrograde de symptômes prédominants au début tient essentiellement à la succession normale et à l'enchaînement naturel des phénomènes dont se constitue la colique végétale. Le traitement hâte, il est vrai, l'élimination de ces symptômes et peut s'opposer à l'apparition de ceux que nous allons signaler ; mais il faut savoir que, sans son influence,

des anastomoses et des nombreuses communications du grand sympathique avec les nerfs de la vie extérieure, donne lieu aux symptômes que nous nous efforçons d'analyser.

les premiers n'en feraient pas moins place aux seconds, ce que nous expliquerons quand il en sera temps.

Ainsi, la douleur rachidienne[1] s'est encore accrue ; toutes les extrémités sont comme lacérées, le malade se dit crucifié ; le délire ou la stupeur se peignent sur son visage ; l'abdomen est horiblement tendu et présente une sensibilité telle que la main n'y est pas applicable ; les fomentations mêmes ne sont pas toujours tolérées, la peau s'est couverte d'un ictère général, mais dont la couleur n'est pas assez foncée pour voiler un fond de pâleur plombée ; la température de la peau est des plus ataxiques ; le pouls est faible, d'une fréquence extrême ou d'une lenteur remarquable, inégal ou irrégulier ; il peut arriver qu'une fièvre intense lui imprime du développement, de la force et de la dureté : c'est qu'alors le malade est en proie à une inflammation vive et étendue des muqueuses gastro-intestinale et génito-urinaire.

La douleur envahissant le tronc dans son ensemble, les muscles inspirateurs cessent complétement de fonctionner ; à peine si l'on peut entendre le murmure respiratoire. Dès lors, et sans que même ce dernier symptôme, *le plus grave de tous,* se soit manifesté, les fonctions de relation tendent à s'altérer, l'amaurose survient, l'ouïe s'endurcit, le balbutiement ou l'aphonie[2] ajoutent encore à la tristesse d'un tableau dont

---

[1] De même que nous n'avons pas rapporté les phénomènes anormaux de la sensibilité cutanée à des altérations organiques des agents nerveux d'où ils émanent, de même nous ne voyons pas, à l'état aigu, une affection matérielle de la moelle dans la rachialgie intense qui caractérise si souvent la colique végétale. Mais alors que la maladie date de loin, et que les symptômes sont devenus fixes et continus, il nous paraît très-rationnel de penser que le centre spinal n'est pas exempt d'altérations anatomiques.

Cette douleur rachidienne peut être partielle ou générale, ce dernier cae est fort rare, ce qui tient à la mobilité, à l'inconstance et à cette sorte ds périodicité que semblent affecter tous les phénomènes réactionnels de la lésion essentiellement nerveuse que nous représente la colique végétale.

« [2] Bonté dit avoir vu un jeune ecclésiastique balbutier pendant quatre à cinq jours après la cessation des douleurs de la colique végétale : cet accident avait quelque chose de convulsif, la langue du malade s'agitait

l'horreur s'accroît par la perversion des fonctions cérébrales. C'est ainsi que le délire est sombre et mélancolique ; dans ce cas il y a apyrexie ; ou furieux et menaçant, ce qui coïncide avec une fièvre des plus violentes. Les convulsions [1], une sorte de tremblement continuel des membres et la démence, succédant au délire, signalent encore cette période d'un mal pouvant, après ce drame affligeant, se terminer par une guérison longtemps attendue, ou aboutir à des crises épileptiformes qui mettent fin à la vie du sujet. Le coma ne s'est offert à mon observation qu'une seule fois ; il fut précédé et entremêlé de convulsions. Je dois dire qu'à cette époque je n'avais encore qu'une connaissance fort incomplète de la maladie.

Tel est le mode de progression que présente cette maladie, livrée à elle-même ou traitée contrairement à sa nature ; soumise à une médication convenable, elle n'offre que rarement une pareille intensité ; mais, quel que soit le traitement adopté, il est rare, le sujet continuant à séjourner dans le lieu de son endémie, qu'elle ne récidive pas un plus ou moins grand nombre de fois ; les exemples du contraire se sont montrés peu nombreux.

De ceci, il résulte qu'on pourrait incliner à considérer la colique végétale comme approchant du génie périodique ; le point obscur de la question se rencontre dans la difficulté de savoir si les récidives sont dues au retour d'action des causes endémiques ou à l'intempérie propre du système nerveux ganglionnaire, une fois lésé par ces mêmes causes.

Toujours est-il, que les anti-périodiques ne déploient pas ici leur influence accoutumée, et que l'éloignement des lieux

incessamment, et n'était pas soumise à l'empire de la volonté ; un *purgatif* enleva cet accident. » (CHABEAUD, *Thèse sur la colique végétale;* Paris, 1809.)

« [1] Les secrétions biliaires, les matières fécales accumulées peuvent donner lieu aux convulsions. » (ANDRAL, *Cours de pathologie interne,* tome II, page 288.)

où le mal a été contracté est le moyen le plus assuré de guérison : seulement il ne faut pas y recourir *trop tard.*

Si, au lieu de tendre vers une intensité aussi grande que celle dont je viens de faire le tableau, la colique végétale affecte, au contraire, un caractère de bénignité, ses principaux phénomènes, sous l'influence d'un traitement convenable, peuvent céder dans l'espace de quatre ou six jours ; alors la crise la plus heureuse, presque toujours *amenée par la médication,* consiste dans un flux bilieux abondant et soutenu, qu'accompagne bientôt le retour des autres secrétions et que ne viennent point troubler des récidives aussi opiniâtres que multipliées.

MARCHE. — Je l'ai dit, rien de fixe ni de parfaitement régulier dans l'évolution de cette maladie ; elle peut fondre tout à coup sur le sujet, ou s'annoncer par des signes précurseurs, dont la marche est progressive et suivie, ou alternative et irrégulière. Alors qu'on peut la considérer comme parvenue à son état, il y a d'ordinaire une sorte de continuité dans les symptômes, ou bien ils se montrent encore plus ou moins erratiques ; de là, des simulacres de convalescence entremêlés de crises qui, si la maladie était livrée à elle-même, tendraient à devenir de plus en plus intenses et redoutables.

DURÉE. — La durée de la colique végétale est des plus irrégulières, ce qu'il faut attribuer, 1° à l'étiologie propre de cette maladie, et ici on prendra en grande considération la saison où on l'observe ; 2° à son degré d'intensité ; 3° au mode thérapeutique adopté pour la combattre[1]. Cette maladie sera donc de plus grande durée, si elle a lieu à l'entrée de sa saison de prédilection, l'hivernage, que si elle se montre après l'époque du vent de N. (janvier, février et mars), et surtout à l'approche de la saison sèche (juin et juillet) ; enfin elle sera de plus courte durée, comme de moindre intensité, si elle s'ob-

---

[1] De toutes les circonstances celle qui influe le plus puissamment sur la durée des maladies, est, sans contredit, le traitement. (Bouillaud, ouvrage déjà cité, page 291.)

serve sporadiquement en été (août, septembre, octobre et novembre).

En thèse générale, c'est une maladie d'un cours assez long, d'une marche irrégulière et bizarre, offrant des rémissions plus ou moins lucides et prolongées, et *semblant* présenter quelque analogie avec le génie intermittent.

Si son intensité, au lieu de se lier à la saison, se rapporte au tempérament du sujet, ou à l'activité des causes individuelles, elle ne s'en prolonge pas moins, quelle que soit l'époque de l'année.

Le mode de traitement enfin est, dans la durée de cette affection, l'élément le plus essentiel et le plus influent; vouloir le démontrer ici, serait faire une application vicieuse et prématurée des faits incontestables sur lesquels repose cette opinion.

TERMINAISON. — La colique végétale, en dehors des paroxismes qui la caractérisent, est une des maladies qui exposent le plus à la récidive, c'est dire que la solution en est souvent incomplète. Elle peut cependant finir par le retour à la santé, même en séjournant dans le lieu de son endémie; rarement, si elle est convenablement traitée, elle se termine par la mort; abandonnée à elle-même, l'issue en serait souvent funeste, le cours interminable peut-être. Je n'ai jamais vu l'hydropisie lui succéder, bien que je reconnaisse qu'elle mène à l'appauvrissement du sang et à la dépression la plus grande des forces végétatives, des fonctions dites *organiques*. Plusieurs fois elle s'est terminée par un flux bilieux assez copieux; on peut même dire qu'elle est favorablement jugée quand la liberté du ventre se soutient avec *régularité* pendant un ou deux septenaires [1].

On ne me voit pas signaler ici, comme terminant favora-

---

[1] « Dans tous les organes qui sont tapissés ou bornés par une membrane muqueuse ou séreuse, les altérations des secrétions jouent un grand rôle et l'on sait combien leur étude est importante dans les maladies des appareils de la vie de nutrition » (ANDRAL, *Cours de pathologie interne*).

blement la maladie, une éruption miliaire, un érysipèle, des furoncles ou des boutons plus ou moins nombreux, attendu que sur mes malades, ces phénomènes, comme l'hémorrhagie elle-même, soit par le nez, soit par le siége (hémorrhoïdes), n'ont jamais offert les caractères vraiment critiques, seulement ils m'ont paru quelquefois faire avorter ou prévenir de graves symptômes, surtout quand ceux-ci émanent du système nerveux cérébro-spinal. Mais, je le répète, ils n'ont jamais mis fin à la maladie, ils n'en ont pas amené la solution proprement dite [1].

Quand cette maladie passe à l'état chronique, souvent alors compliqué d'une phlegmasie des voies digestives et urinaires, elle s'accompagne d'une fièvre lente, d'un amaigrissement qui tient du marasme et de l'atrophie générale; les articulations sont alors comme disloquées; un affaiblissement sensible des facultés intellectuelles se fait remarquer; une sorte de mélancolie, mélangée d'hébétude, s'empare des malades; ils perdent la mémoire, et peuvent tomber dans un état voisin de l'imbécillité. S'ils n'arrivent pas jusqu'à cette dégénérescence morale, on les voit en proie à la nostalgie, ou du moins le désir de fuir le pays où ils ont contracté la maladie devient une idée fixe, un besoin irrésistible.

---

[1] J'ai quelquefois observé une éruption disséminée ressemblant à des piqures de puces, ordinairement dans les parties déclives, et j'ai attribué ce phénomène à la dépression de la circulation et de la respiration, plutôt qu'à un mouvement critique et dépuratoire. L'hémorrhagie me semble revêtir ici le même caractère négatif et asthénique, à moins qu'elle ne reçoive l'impulsion d'une phlegmasie coexistante, que je regarde comme une complication. S'il y a, dans l'évolution des maladies, des phénomènes vraiment critiques, c'est-à-dire, idiopathiques, primitifs, spontanés et par suite régulateurs de la durée et de la terminaison de l'état morbide, je ne les conçois, relativement à la colique végétale, que sous la forme des secrétions, celles-ci représentant les phénomènes physiologiques essentiellement lésés dans la maladie dont il s'agit. Ainsi le retour des selles, qui n'a lieu qu'autant que la secrétion biliaire se régularise, celui des urines, abondantes et faciles, de la perspiration cutanée et non de sueurs expressives, de la salive, etc.; tels sont les phénomènes liés à la solution favorable de la névralgie du grand sympathique.

Désormais, il n'est donc plus pour ceux que, dans un état chronique et invétéré, on pourrait appeler les martyrs de la colique végétale; il n'est donc plus, dis-je, qu'une existence languissante et chétive, des articulations criblées de nodosités [1], des membres atrophiés, perclus, tremblants ou paralysés; une sensibilité exaltée et pervertie, qui rend l'économie vulnérable par les influences atmosphériques les plus légères et les plus bénignes; tel est, en raccourci, l'état de ces malheureux, état dont la solution favorable est si rare qu'il serait chimérique d'y compter [2].

PRONOSTIC. — Dans ce qui précède, reposent plusieurs des éléments du pronostic, lequel ne comporte aucune gravité tant que la maladie suit un cours aigu, que les symptômes sont modérés; en d'autres termes, que la marche est continue, régulière et non caractérisée par des crises violentes et réitérées. Il devient grave, au contraire, lors même que la maladie est récente, si la paralysie est complète et se montre opiniâtre, quand le centre cérébro-spinal traduit son état morbide par le trouble des facultés sensoriales et intellectuelles. Enfin, sous le type de la chronicité, nous venons de voir que la colique végétale conduit à une existence misérable et douloureuse, quand elle n'abrège pas sensiblement la vie, faisant succomber l'homme en détail et comme pièce à pièce.

Je crois que le caractère endémique est plus redoutable que l'épidémique, en ce sens que dans cette maladie, plus que dans toute autre peut-être, *sublata causa tollitur effectus*. Oui, dans cet aphorisme se résume le traitement de la

---

[1] Les nodosités constituent un signe rare; je ne l'ai observé qu'une fois sur le nommé Vigneron, malade que je n'ai traité qu'à l'état chronique. C'est peut-être ce symptôme, plus que tout autre, qui a porté certains auteurs à rapprocher la goutte de la colique végétale.

[2] Il est bizarre de voir le peuple confondre quelquefois les reliquats de la colique végétale, tels que le tremblement et la déformation des membres, les nodosités des articulations, avec la *lèpre* ou le *mal rouge*. Plus loin, nous verrons qu'il a été commis de plus sérieuses et de plus regrettables méprises.

colique végétale; et dans la circonstance qui s'y rapporte se retrouve, par conséquent, la base d'un pronostic qu'on peut dire infaillible, s'il s'agit de l'état aigu.

Il est encore à considérer que les causes endémiques ont d'ordinaire plus d'intensité que les causes accidentelles et transitoires, ce qui jette, sur le pronostic qui se rattache aux premières, une teinte beaucoup plus sombre que sur celui qui dérive des secondes, soit qu'on ait en vue la maladie à l'état récent, soit qu'on la considère dans une période de long cours et de chronicité.

Est-il nécessaire de dire que la colique végétale sera d'une issue douteuse et généralement grave, si cette affection, trop négligée par les pathologistes, tombe aux mains d'un praticien qui ne l'a pas longtemps observée? La rareté de bons ouvrages sur la matière, le manque d'une monographie complète, ne laissent aucun doute à cet égard. De combien de difficultés n'ai-je pas trouvé entouré le diagnostic de cette affection, avant qu'elle me fût devenue familière ! Quelle n'était pas mon anxiété en présence de malheureux, que, non-seulement je ne parvenais pas à guérir, mais auxquels il m'était impossible de procurer un soulagement de quelque durée ! Aussi, la plus douce et rémunératrice satisfaction que m'ait procurée la pratique de notre art, est, à coup sûr, d'être parvenu à amoindrir les souffrances des personnes en proie à la plus douloureuse des névralgies.

Les succès que m'ont ici procurés mes études cliniques ont redoublé mon zèle pour l'observation des maladies, travail pénible, et que le vulgaire ne sait pas distinguer de cette routine qui ne consiste qu'à voir des malades [1].

---

[1] «Le diagnostic est la base, la boussole naturelle des maladies.» (BOUILLAUD, *Essai sur la philosophie médicale.*)

Reconnaissons, avec le laborieux et infatigable professeur de la Charité, qu'on ne saurait exceller dans l'art difficile du diagnostic, si l'on n'a fait une longue étude des meilleures et des plus exactes méthodes d'observation, et l'on sait jusqu'où le positivisme médical de notre époque a porté le programme de ces méthodes d'observation! Aussi, que de médecins sont loin de

CARACTÈRES ANATOMIQUES. — Les symptômes qui viennent de passer sous nos yeux offrant un rapport plus évident avec les affections nerveuses qu'ils ne présentent d'analogie avec celles dont l'inflammation fait la base, on prévoit déjà les difficultés de l'investigation dans laquelle nous allons entrer.

Pour mieux faire comprendre au lecteur le peu de certitude qu'offre ici l'anatomie morbide, nous reproduirons ce passage de M. Andral : « Dans un grand nombre de cas, les lésions anatomiques appréciables dans les *centres nerveux* ne suffisent point pour rendre compte des accidents et de la mort, et au delà de ces lésions anatomiques appréciables à nos moyens actuels d'investigation, il existe des conditions morbides non contestées qui les précèdent et qui tiennent sous leur dépendance les désordres fonctionnels. »

Le même écrivain, si profondément observateur, si consciencieux et si lucide quand il dogmatise, nous dit encore dans les préliminaires de son cours de pathologie interne : « Il y a donc dans un être vivant malade deux espèces de désordres à considérer; désordres organiques ou anatomiques, désordres fonctionnels ou physiologiques. Dans certains cas, on ne voit que le désordre fonctionnel; dans d'autres, on ne voit que le désordre anatomique. »

« Lorsque les désordres anatomiques ne sont pas percevables, dit le même auteur, il ne faut pas se hâter de conclure qu'ils n'existent pas; car, à ce sujet, la science ne peut être regardée que comme provisoire. Que connaissons-nous en effet en anatomie pathologique? Des lésions de texture, de

présenter l'ensemble des connaissances voulues pour remplir une pareille tâche! Et, parmi ceux dont les vastes études répondent à cette exigence, en est-il beaucoup doués de l'attention et de la patience nécessaires pour faire un observateur complet! Rien n'est peut-être plus rare que cette noble abnégation, que cette vertu de premier ordre, qui nous fait laisser en souffrance la plupart de nos intérêts, qui nous fait oublier tous nos plaisirs, pour résoudre, à force de temps et de laborieuses investigations, le double problème du *malade* et de la *maladie!*

formé, de couleur, mais rien au delà. Et sur les altérations des liquides, que savons-nous? Quelques états qui ne sont pas l'état normal, voilà tout. Il ne faut donc pas considérer l'anatomie pathologique comme une science définitivement arrêtée, il faut aller au delà de ce qui est actuellement connu. »

Terminons ce préambule philosophique sur l'anatomie morbide en citant ce paragraphe, encore emprunté à M. le professeur Andral : « Dans un grand nombre de cas, le cadavre ne peut rendre compte des désordres fonctionnels observés pendant la vie; cela est un fait incontestable de tous les jours et contre lequel viennent se briser toutes les affirmations contraires. »

Dans ce qui précède, on retrouve la critique de cette opinion, émise par les auteurs qui ont tout dernièrement résumé nos connaissances sur la colique végétale, et qui disent que l'anatomie pathologique n'ayant *rien appris* sur la nature de cette maladie, chacun peut la considérer pour ainsi dire à sa manière; de là des observateurs qui en font une inflammation gastro-intestinale, tandis que d'autres n'y voient qu'une névrose.

La considération attachée aux opinions tranchées porte beaucoup d'auteurs à formuler catégoriquement sur des sujets dont ils n'ont qu'une connaissance incomplète. Ceux-là sont également dans l'erreur, qui, à propos de la maladie que nous étudions, ne veulent voir exclusivement dans le cadavre que des lésions phlegmasiques des organes digestifs ou des altérations moins évidentes ou de toute autre nature appartenant au système nerveux.

Nous l'avons vu, dans la généralité des cas, l'altération fonctionnelle du grand sympathique enraye le jeu des organes animés par ce système, d'où ne peut manquer à la longue la lésion anatomique de ces mêmes organes, lésion qui ne saurait à bien dire se mettre en relief que sous l'aspect phlegmasique.

Mais, de même qu'en pathologie vivante il faut savoir distinguer une maladie des complications qui viennent la surcharger, de même, en pathologie morte ou cadavérique, faut-il savoir tracer une démarcation entre l'altération principale, léthifère en un mot, et celles qui ne sont qu'accidentelles ou purement secondaires.

Ces considérations générales étant émises, relatons ici les deux seules nécropsies que nous ayons eu occasion de recueillir; il en est bien une troisième que nous avons publiée, mais alors nous ne portions qu'une attention toute nouvelle, et par conséquent insuffisante, à la maladie dont nous allons tâcher de retrouver quelques traces.

AUTOPSIE DU SIEUR MARIN (*v. l'observation 7ᵉ*).

Il serait difficile de reconnaître, dans le cadavre que nous avons maintenant sous les yeux, le physique remarquablement beau et riche de Marin, tant la douleur et le marasme l'ont défiguré!

Un ictère tirant sur le verdâtre est le caractère extérieur qu'on remarque d'abord, les paupières entrouvertes laissent voir une sclérotique d'une teinte encore plus foncée que celle de la peau; la muqueuse labio-buccale est parfaitement étiolée; la roideur cadavérique est grande, et, malgré le marasme général, l'abdomen est intumescent par l'accumulation des gaz.

Le cerveau n'est point ouvert.

Poitrine. — Cœur et poumon parfaitement sains. Ganglions thoraciques paraissant plus volumineux que dans l'état normal, d'un rouge brun, peut-être plus foncé qu'à l'état sain, le peu de tissu cellulaire ambiant à ces organes est manifestement injecté. Quoi qu'il en soit de ces remarques, nous avouons qu'il serait difficile de reconnaître ici des caractères pathologiques bien tranchés.

Abdomen. — Maigreur extrême des parois de cette cavité, point de gaz dans le péritoine, l'intestin grêle en est distendu; estomac d'un grand volume, mais flasque et affaissé; des membranes de ce viscère, la péritonéale est saine, la musculaire flétrie et comme éliminée, la muqueuse molle, épaisse, glaireuse, offrant dans son ensemble une teinte brunâtre; près du pylore et du cardia, on observe quelques plaques phlogosées de peu de diamètre. Le duodénum éminemment contracté est rouge dans la plus grande étendue de sa muqueuse, que tapisse une bile visqueuse, collante et d'un vert porracé; plusieurs petits calculs de cette humeur sont logés dans les valvules. Allant à la recherche du canal cholédoque, on trouve le tissu cellulaire qui l'environne rouge, dur et injecté; divisé dans toute son étendue, ce canal présente une muqueuse boursoufflée, tomenteuse, et qui, après avoir été lavée, se montre injectée et prise de phlegmasie. Le canal cystique présente les mêmes caractères anatomiques. La vésicule biliaire est distendue, volumineuse, et contient plusieurs calculs d'un assez gros volume; la bile dans laquelle ces calculs sont plongés est elle-même épaisse et comme coagulée. La muqueuse de la cholécyste est épaisse, granulée et paraissant enflammée; vue par réfraction, elle ne soutient pas les caractères phlegmasiques qu'elle semblait d'abord présenter. Le conduit hépathique contient un calcul moins coloré et moins dense que ceux rencontrés dans le réservoir de la bile, mais il est d'un diamètre à obstruer entièrement la voie où il se trouve. Quant au foie, il est brunâtre dans son ensemble, dense, plutôt aride qu'humecté de fluides; on aurait peine, après l'avoir coupé et examiné dans tous les sens, à lui assigner des caractères essentiellement morbides. Rien de remarquable dans le jéjunum et l'ileum, si ce n'est une assez grande quantité de gaz. Le cœcum est engoué de matières desséchées, brunâtres et comme argileuses; ses tuniques sont à l'état sain. Le colon présente des rétrécissements partiels, il est généralement amoindri dans ses diamètres; sa muqueuse est pâle, sa musculeuse réduite à rien.

Les reins sont petits, comme atrophiés et flétris : rien de pathologique dans les calices, les bassinets et les uretères.

La vessie est petite, épaisse et racornie; la muqueuse en est pointillée en rouge, le bas fond évidemment enflammé.

La rate est volumineuse, molle et flasque.

Ganglions nerveux de l'abdomen. — Ces organes sont tuméfiés, d'un rouge brun ou jaunâtre, opposition de couleurs qui leur donne de la ressemblance avec l'agathe; ils sont durs, comme hypertrophiés, leurs rameaux de communication plus volumineux et plus apparents que dans l'état normal. Les ganglions semi-lunaires offrent une disposition analogue, moins la rénitence et la dureté; sur le droit, on observe un point jaune qui n'en traverse pas toute l'épaisseur. Le plexus solaire est accru de volume, les ganglions et filaments qui entrent dans sa composition ont perdu de leur mollesse naturelle; ils sont résistants et crient sous le scalpel, leur couleur rouge (des ganglions) est devenue brunâtre et comme maculée de jaune. Les plexus qui émanent du solaire sont aussi plus en saillie, plus gros et plus faciles à suivre que dans l'état normal; les assistants sont tous frappés de cette disposition, qui semble rendre moins laborieuses l'étude et la recherche des plexus secondaires et des nombreux rameaux qui en partent.

Réflexions. — Que conclure de cette autopsie, relativement au siége primitif et à la nature essentielle de la colique végétale? Verra-t-on la maladie dans l'estomac ou le duodénum? condition qui en établirait le caractère phlegmasique.

Le foie et la bile doivent-ils ici jouer un rôle important? ou bien les caractères assez franchement pathologiques offerts par les ganglions et plexus sous-diaphragmatiques devront-ils être considérés comme indélébiles et établissant à eux seuls la nature du mal?

Cette dernière supposition est, selon nous, la plus vraisemblable; et la valeur des deux autres, rigoureusement déterminée par l'analyse, ne saurait plus être que de second ordre et purement accessoire.

Raisonnons : Si nous avons rencontré des traces d'irritation ancienne dans l'estomac, même quelques caractères qui se lient à la phlegmasie récente, c'est que depuis la première atteinte, Marin n'a cessé de contrevenir soit à la diète pendant la maladie, soit au régime et à l'hygiène pendant les intermissions prolongées qu'elle lui avait accordées. D'ailleurs, à part cette circonstance, on conviendra que l'acte digestif ne saurait être longtemps troublé et perverti sans influencer la muqueuse gastro-intestinale, en un mot sans l'irriter à un degré plus ou moins élevé. C'est pour ne pas admettre une interprétation aussi légitime que les fauteurs exclusifs de la doctrine de l'irritation ne veulent voir ici ce mode pathologique qu'à l'état primitif et générateur de tous les symptômes offerts pendant la vie, comme si bien des altérations de tissus, admises pour causes, n'étaient très-souvent que des effets ou des altérations secondaires !

Avoir reconnu, pendant l'étude séméiologique, la coïncidence presque obligée, pour ainsi dire fatale, de la névralgie du grand sympathique et de l'inflammation gastro-intestinale, l'avoir de nouveau admise et même constatée sur le cadavre, n'est-ce pas faire largement la part aux observateurs *préoccupés* qui ne *devaient* voir dans cette maladie qu'une preuve de plus en faveur de la fréquence, de l'inévitabilité avec laquelle doit, selon eux, s'offrir le génie inflammatoire !

Ayant verbalisé d'après les faits eux-mêmes, ce n'est point une concession que nous avons faite, seulement nous avons voulu éclairer à leur tour les observateurs qui croient ou soutiennent que la névrose est ici toujours et entièrement exempte de la *complication* phlegmasique. Maintenant l'appareil biliaire n'a-t-il pas offert des conditions morbides dignes de fixer l'attention ? Et, de même que pendant la vie sa lésion fonctionnelle constituait un des éléments du mal, de même, après la mort, les particularités qu'il présente doivent êtres prises en considération. Mais voir est peu de chose en anatomie pathologique, et la connaissance acquise de l'effet, sans la découverte et l'appréciation rigoureuse de la cause, n'est qu'une donnée parfaitement illusoire.

Ainsi, nous avons trouvé le réservoir et les voies d'excrétion de la bile dans un état de phlogose manifeste; mais, en même temps, nous avons rencontré de nombreux amas de cholestérine dans la vésicule, le conduit hépathique et le canal chodéloque. Ces calculs nombreux, ces corps étrangers, pouvaient-ils obstruer les voies qui les contenaient sans en irriter les parois? Cette irritation est donc secondaire, en même temps qu'elle reconnaît pour cause une action purement mécanique. La muqueuse duodénale, seule partie enflammée de cette même membrane, examinée dans toute l'étendue du tube digestif, ne doit-elle pas cet état pathologique à la cause que nous venons d'assigner, au même mode d'altération observé dans la vésicule et les conduits biliaires?

Mais, dira-t-on, d'où viennent ces calculs eux-mêmes? La réponse, sans être toute faite, parce qu'en médecine la formule n'est pas toujours explicite, peut cependant s'articuler sans faire appel à de trop gratuites hypothèses. On nous accordera sans doute que ce n'est point la phlogose des voies que traversait la bile qui a comme coagulé cette dernière, et, par suite, engendré des calculs. Un premier degré d'irritation de la part du parenchyme hépathique, un spasme ou une modification fonctionnelle du foie, suffisent à nos yeux pour expliquer cet épaississement de la bile, fluide qui, ayant été réduit à stagner longtemps sous l'influence de l'atonie organique présentée par les premières voies, ne pouvait manquer de voir ses éléments se rapprocher et finir par s'agglomérer sous forme de pierres plus ou moins dures et volumineuses.

Cette modification légère, que nous indiquons dans l'état fonctionnel du foie, parce que ce viscère n'offre pas de lésions organiques manifestes, n'a rien que de très-spécieux, à propos d'une maladie dont nous envisageons déjà la nature, non-seulement sous le point de vue rationnel et physiologique ; mais sous l'aspect positif et anatomique.

En admettant que, dans la colique végétale, la plupart des viscères tombent dans une léthargie profonde, nous avons reconnu implicitement que la circulation y est manifestement ralentie, phénomène qui, relativement au système de la veine porte, ne peut tendre qu'à envoyer au foie un sang plus épais et moins dépouillé que dans l'état normal ; or, l'organe sécréteur de la bile se trouvant frappé d'inertie ou du moins modifié dans sa vitalité, est-il étonnant que ses produits de sécrétions soient plus ou moins altérés.

Comme nous nous éloignerions de notre but en continuant nos commentaires sur les modifications anatomiques offertes par le foie ou ses dépendances, et que, d'ailleurs, il nous faudra y revenir au chapitre intitulé *Exposition physiologique ou Essence de la maladie*, nous en resterons là pour l'instant.

Relativement à la rate, nous nous demandons si son volume et sa flaccidité ne figurent pas comme preuve du ralentissement de la circulation dont nous parlions tout à l'heure ? Ce n'est point là ce qu'on pourrait appeler l'hypertrophie de l'organe ; et nous n'y voyons qu'un engouement passif et non cette suractivité nutritive qui préside à l'ampliation insolite de nos viscères.

« Il faut avoir fait ses preuves en anatomie pathologique, dit M. le professeur Andral, pour oser avancer une opinion à propos des lésions du système nerveux. » Cette juste sentence, d'un homme éminemment versé dans l'étude des altérations organiques, doit nous rendre sobre d'interprétations, et peut-être ferions-nous mieux ici de nous borner au narré pur et simple des phénomènes pathologiques qu'il nous a été donné d'observer.

Quoi qu'il en soit de la sévérité judicieuse dont M. Andral a pensé devoir se prémunir relativement aux faits avancés par les observateurs vulgaires, nous ne garderons point ici un mutisme absolu.

Les modifications que nous avons cru découvrir dans le système des ganglions sont-elles essentiellement pathologiques? et, si tel est leur caractère, faut-il y rapporter, d'une manière directe et immédiate, l'extinction de la vie ?

A la première question, nous répondrons affirmativement, partageant à cet égard l'opinion de quelques-uns des médecins qui ont ouvert les cadavres d'hommes victimes de la colique de Madrid, maladie, selon nous, identique à celle que nous étudions. On verra, en lisant l'autopsie suivante, que nous avons pris toutes nos précautions pour éviter, autant que possible, l'erreur qu'une opinion, conçue *à priori*, pouvait nous porter à commettre. Quand nous commençâmes à penser que la colique végétale devait consister en une altération du grand sympathique, nous ne connaissions l'opinion d'aucun auteur sur la nature de cette maladie.

Quant à l'extinction de la vie, rapportée à ces altérations, ceci demande à être expliqué. Dans ma pensée, ce ne sont point la rougeur, l'endurcissement, ou la couleur jaunâtre des ganglions, pas plus que leur volume augmenté, qui veulent que la vie s'éteigne. Quand la maladie tue en quelques jours, il y a tout à parier que le système nerveux organique, dont le trouble *fonctionnel* a été fatal, ne saurait offrir d'altérations saisissables; dans ce cas, ce n'est donc pas la disposition anatomique qui tue, mais seulement l'anomalie survenue dans la physiologie de ces organes, et, par suite, de tous ceux qui en reçoivent le mouvement et la vie.

On pourrait même dire que, tant que les phénomènes morbides sont limités aux organes sous-diaphragmatiques, la mort n'est point imminente ; il faut que ceux de la poitrine ou du centre cérébro-spinal entrent dans la sphère pathologique ; alors, la respiration s'enrayant, ou le coma venant ralentir toutes les fonctions, l'économie s'affaisse et bientôt l'homme n'est plus.

C'est par la voie des sympathies et sous l'empire de la solidarité qui enchaîne l'un à l'autre les systèmes nerveux, animal et organique que ce grand phénomène d'extension morbide s'accomplit, et que le *sommeil* de la vie organique entraîne aussi pour toujours celui de la vie de relation.

Dans son principe, dans son essence intime, la colique végétale, n'est à bien dire qu'une lésion de nutrition, mais cette lésion serait par elle-même d'un cours interminable, attendu que les sécrétions étant considérablement diminuées et comme suspendues, l'économie pourrait se passer de toute assimilation nouvelle, et longtemps résister sous l'influence d'une pareille anomalie.

Mais comme, quand l'un des deux systèmes nerveux perd de son activité, l'autre voit l'impulsion qui l'anime accroître de force et d'intensité, il en résulte, dans la maladie que nous étudions, que le cerveau subit à bien dire une veille permanente, ce qui, après l'avoir maintenu dans sa lucidité ordinaire, ne peut manquer d'en troubler ultérieurement l'harmonie, de là le délire, la démence ou le coma. Enfin, la moelle suit une progression morbide comparable, et, après des convulsions toniques, on voit survenir des tremblements, des contractions anormales, phénomènes qui ne tardent pas à être remplacés par la paralysie du mouvement, et quelquefois aussi du sentiment.

Cette généralisation du mal à tout l'arbre nerveux fera vivement regretter que le cerveau et la moelle épinière n'aient point été examinées ; c'est là une lacune que je ne me reproche pas sans prendre l'engagement de la combler à la première occasion.

Voilà bien des raisonnements et des dissertations à propos d'une autopsie isolée ; il est des lecteurs qui diront sans doute : *Non erat hic locus ;* cependant je secoue la critique, vu que le terrain de l'anatomie morbide est un des plus propres à soutenir et à éclairer les discussions médicales, même celles qui ont trait au système nerveux.

AUTOPSIE DU SIEUR QUENNESON (*v. l'observation*   )

Cadavre d'un homme de quarante ans, taille moyenne, pâleur jaunâtre et plombée de toute l'habitude du corps.

Crâne non examiné.

Poitrine.— offrant le cœur et les poumons à l'état sain, seulement ces derniers organes sont affaissés et peu distendus par l'air. Plus bas il sera parlé des ganglions nerveux thoraciques.

Abdomen. — Considérablement météorisé, parois abdominales plus épaisses et plus graisseuses que ne le comporte l'amaigrissement général. Estomac d'un grand volume ; vue extérieurement, la face antérieure présente une sous-teinte livide et une arborisation marquée ; piqué avec le scalpel, cet organe laisse échapper des gaz et s'affaisse à l'instant ; la tunique séreuse est à l'état normal, la musculeuse se laisse à peine apercevoir, vu son étiolement et son état d'atrophie ; la muqueuse est tuméfiée, molle et d'un brun verdâtre dans sa généralité, phlogosée sur plusieurs points, et offrant le long des courbures et près des orifices une injection vasculaire assez intense ; il y a là, bien évidemment, mélange des phénomènes aigus et chroniques de l'inflammation. Duodénum teint par la bile, ainsi que le tissu cellulaire sous-péritonéal qui l'environne ; ses deux premières courbures sont phlogosées, la muqueuse en est rouge-vif et ponctuée en relief ; une bile jaune, visqueuse y adhère, ce fluide se rencontre encore assez abondamment dans la troisième courbure ; mais là, pas d'inflammation évidente. Le jéjunum et l'iléum contiennent des gaz et sont plâtrés d'une matière brunâtre qui, après avoir été enlevée, laisse voir la muqueuse dans l'état sain. Le cœcum est obstrué de matières sèches et verdâtres, il n'est point enflammé. Colon : muqueuse brunâtre, légèrement épaissie, molle et s'enlevant par lambeaux peu adhérents, en un mot, offrant sur plusieurs points les caractères de l'inflammation chronique ; quant à la musculeuse, il faut en chercher çà et là les fibres avec la loupe. Conduits biliaires : leur muqueuse tapissée par une bile jaune et adhérente ; elle est villeuse et paraît légèrement enflammée. La cholécyste est plate et ne contient pas trois gros d'une bile jaune d'ocre, aucun vestige de calcul biliaire ; le foie est volumineux, disposition qui paraît autant constitutionnelle qu'acquise sous l'influence de la dernière maladie ; malgré ce volume, le parenchyme en est peu humide et lubréfié ; à la face inférieure de cet organe, en dehors de la vésicule biliaire, existe un hiatus d'un pouce de profondeur, les parois en sont lisses et franchement péritonéales : ce n'est donc point là le foyer d'une ancienne maladie. Les reins sont d'un petit volume, d'une nuance plus sombre que de coutume ; leur tissu est flétri et comme atrophié ; on ne peut affirmer qu'ils soient enflammés, mais ils sont durs, rénitents, d'une coupe sèche et aride ; calices, bassin et uretères sains. Rate ample, molle et gorgée de sang. Vessie petite, racornie, presque vide ; le peu d'urine qu'elle contient est trouble et rapprochée ; la muqueuse est ponctuée en rouge dans toute son étendue.

Système nerveux ganglionnaire. — Ce système, parfaitement préparé pour l'étude pathologique, présente tous les ganglions dans un état morbide manifeste ; ainsi, ceux de la poitrine sont remarquablement volumineux, d'un rouge vif ; ils sont de plus ponctués en jaune çà et là, mais ces taches ne traversent pas toute l'épaisseur du ganglion ; les rameaux qu'ils s'envoient mutuellement pour former cette espèce de chaîne qu'ils représentent dans leur ensemble, sont plus apparents qu'à l'état normal. Les ganglions de l'abdomen, également tuméfiés, présentent un volume encore plus insolite ; ils sont rouges, mais d'une teinte moins vive que dans la poitrine ; leur densité est aussi plus grande ; les petites taches isolées qu'on a vues sur les ganglions thoraciques sont ici remplacées par une tache unique, plus grande, occupant le centre et pénétrant toute l'épaisseur de l'organe qui semble comme hypertrophié. Les ganglions semi-lunaires sont aussi accrus de volume ; ils sont durs et comme cartilagineux. Le plexus solaire présente une ampliation également insolite, sa densité est grande, il crie sous le scalpel, et les rameaux ou plexus secondaires qu'il fournit offrent une disposition analogue.

Pour être plus sûr que les caractères que nous observions dans le système nerveux ganglionnaire étaient vraiment pathologiques, nous avons saisi l'occasion qui se présentait de le comparer à celui de deux cadavres qu'offrait l'amphithéâtre, l'un d'adulte, l'autre d'un enfant de huit ans.

Enfin, redoutant l'illusion, ou, pour mieux dire, craignant de nous laisser aller trop complaisamment à une présomption que l'étude clinique ne pouvait manquer de nous suggérer, nous profitâmes d'une circonstance favorable, c'est-à-dire que nous fîmes cette autopsie en compagnie du savant docteur Correa de Lacerda, homme fort instruit, habitué aux investigations anatomiques et familiarisé avec l'usage du microscope. Les caractères attribués plus haut aux ganglions et plexus organiques, ont donc été déterminés par ce digne confrère, et nous nous sommes pour ainsi dire borné à les enregistrer.

M. Lacerda, l'un des médecins les plus distingués de la faculté de Coïmbre, devait aussi s'occuper au Para de la colique végétale, qui y est très-commune, mais les désastres qui sont venus fondre sur cette malheureuse province, en le forçant à émigrer pour les États-Unis, l'ont privé de mettre à exécution ce projet, comme ils lui ont ravi le fruit de dix années de travaux assidus sur la botanique guiannaise. Il avait en même temps recueilli un herbier de grande valeur. Ce n'est pas sans prendre part à ses malheurs, sans partager sa peine, que nous lui consacrons ici quelques lignes !

Réflexions. — Sans qu'il y ait une parfaite identité entre cette nécropsie et celle de Marin, le rapprochement en est tellement légitime et autorisé que nous pourrions nous passer de tout commentaire. Nous nous bornerons donc à faire remarquer que, si les poumons se sont ici montrés affaissés, c'est que la respiration est la fonction essentielle et indispensable qui, chez M. Quenneson, s'est trouvée engagée sur la fin de la maladie[1]. Ici l'altération fonctionnelle n'était point caractérisée par la vivacité du mouvement inspiratoire; en un mot, la respiration n'était pas haletante et précipitée, mais lente, sourde et profonde, comme on l'observe quelquefois dans les phlegmasies cérébrales qui vont se terminer par la mort. Dans ce cas, les poumons sont presque entièrement privés d'air, ils se trouvent flétris et ratatinés le long de la colonne vertébrale. Marin, je l'ai appris par le capitaine du navire sur lequel il s'était embarqué, présenta du délire la veille de sa mort et termina par le coma. Quenneson, au contraire, conserva sa connaissance jusqu'au dernier moment, et il se vit mourir faute de pouvoir dilater sa poitrine, qui, disait-il, *se soudait et se prenait tout d'une pièce.*

Nous avons trouvé, dans cette autopsie, les voies de la bile moins évidemment enflammées que dans le premier cas, ce qui pourrait bien tenir à l'absence des calculs.

Les reins, la rate et la vessie ont montré les mêmes caractères pathologiques que chez Marin.

Le système nerveux ganglionnaire, en laissant voir des traces morbides analogues à celles constatées sur le premier cadavre, les a présentées à un degré plus manifeste, et l'on pourrait dire incontestable.

Résumant maintenant notre opinion d'après les deux autopsies que nous venons d'étudier, où devons nous aboutir?

Imiterons-nous ces observateurs qui ne voient jamais dans le cadavre que ce qu'ils ont préjugé d'y rencontrer? Ici, il y aurait deux erreurs à éviter, celle de tout attribuer à l'inflammation des organes creux de l'abdomen ; et celle, ayant constaté l'état morbide du système nerveux sympathique, de ne tenir aucun compte des autres lésions.

De même que, pendant la vie, nous avons su discerner au

---

[1] Cette remarque n'est pas sans importance à côté de celle que les ganglions thoraciques étaient ici manifestement malades; on sait que les filets de ces ganglions s'anastomosent avec les nerfs intercostaux en même temps qu'ils fournissent aux plexus pulmonaires.

lit du malade, que l'économie s'offrait le plus souvent sous le double aspect de la névralgie et de l'inflammation , de même, à l'amphithéâtre , nous avons dû reconnaître la coïncidence, sinon obligée, du moins très-fréquente de ces deux états morbides. Quant à la priorité et à l'importance qui doivent nécessairement appartenir à l'un de ces modes pathologiques, il ne saurait y avoir aucune hésitation, et l'on conviendra que, s'il est facile d'admettre que la névralgie du grand sympathique puisse faire naître l'irritation ou la phlogose des organes auxquels il imprime l'activité fonctionnelle, on ne serait nullement autorisé à soutenir la proposition inverse.

On conçoit fort bien que certains auteurs fanatiques se soient accrochés aux signes d'irritation offerts par la plupart des malades, et que de ce premier pas ils soient arrivés à ne tenir compte que de l'inflammation gastro-intestinale. Ces mêmes auteurs n'ont pas supposé ou n'ont point voulu admettre que le grand sympathique fût ici pour quelque chose. De là, l'oubli qu'ils ont fait d'examiner ce nerf, ou les dispositions *hostiles* et préconçues qu'ils ont apportées à son étude pathologique.

Il serait plus facile, on le sent bien, de décider de la priorité entre la névralgie sympathique et l'inflammation des voies digestives, alors que la mort arrive en peu de jours, car il est présumable qu'en pareille occurence les complications ou les phénomènes morbides secondaires n'ont pas le temps de se produire. Ce que nous savons des signes que présentent alors les malades nous porte naturellement à penser qu'ils sont sous l'empire d'une lésion essentiellement nerveuse, lésion qui, rapide et pour ainsi dire foudroyante dans son évolution, jugule la vie fonctionnelle sans porter atteinte à la texture de nos tissus, du moins de ceux que le mal n'envahit que par un progrès lent et qui n'a rien de constant.

Dans la supposition que le système nerveux de la vie intérieure soit l'organe affecté, est-il permis de penser qu'un travail morbide de deux à trois jours ourdirait en lui des altérarations anatomiques faciles à constater? Nous pencherions pour la négative; et c'est sous l'influence de cette opinion que nous avons été porté à considérer, dans son *origine* ou sa *nature vierge*, la colique végétale comme une *névrose* plutôt que comme une *névrite*.

Les altérations que nous avons reconnues sur le cadavre pourraient faire incliner à ranger parmi les *névrites* l'affection que nous étudions. A cet égard, nous dirons que ces lésions nous ont paru, à nous, tenir presque autant des caractères de l'hypertrophie que de ceux qui signalent l'inflammation; et que, s'il faut de toute nécessité les rallier à cette dernière, nous ne les voyons se développer qu'à la longue et sous l'influence d'une perturbation qui a pour effet de cumuler le fluide nerveux dans les organes qui en sont la source, de là une concentration de vitalité qui peut faire naître la *névrite* de la *névralgie* elle-même.

Ces raisonnements touchent d'un peu près à la subtilité, nous en convenons nous-mêmes. Mais est-ce à dire que la pathologie du système nerveux, surtout de celui de la vie intérieure, soit assez avancée pour qu'on ne chancelle pas sur un pareil terrain? C'est une étude, rappelons-nous-le bien, à laquelle nous nous livrons ici, et nullement un traité *ex professo*, sur un sujet qui lassera encore la patience et épuisera la sagacité de plus d'un observateur. Mais, quelle que soit la difficulté d'une question de pathologie, n'est-ce pas un devoir que de l'aborder quand on croit avoir réuni suffisamment de matériaux? Ce devoir ne devient-il pas impérieux pour le médecin voyageur qui, dans ses excursions lointaines, a rencontré une maladie peu connue, et cependant terrible fléau de régions nombreuses et étendues?

Que nos tâtonnements, que notre premier essai aient seulement pour résultat de fixer l'attention sur le problème que nous offre ici la nature, et nous aurons nécessairement contribué à en diminuer la difficulté, nous aurons fait quelque chose pour sa solution.

On conviendra que ce n'est pas le besoin que nous avions de rencontrer le grand sympathique plus ou moins modifié dans sa texture, qui nous a porté à le trouver malade, quand il pouvait être à l'état normal *apparent*, sans donner un démenti à nos opinions. En effet, ne voyant encore aujourd'hui, dans la colique végétale, qu'une névrose du système nerveux, autrement dit une névralgie, nous pouvions nous mettre à l'aise, et nous passer entièrement de l'anatomie pathologique, puisque MM. Roche et Sanson professent l'opinion que le propre des *névralgies* est de ne point avoir de caractères anatomiques *sensibles*.

Quoi qu'il en soit de l'opinion imposante de ces auteurs, il est d'autres maîtres qui admettent que, de même qu'il est difficile de tracer en pathologie une démarcation bien sensible entre l'irritation *nerveuse* des nerfs (névralgie) et l'irritation *vasculaire* ou *sanguine* (névrite) de ces mêmes organes, de même, en anatomie morbide, il est bien difficile de leur assigner de précises limites.

Nous n'avons pas produit un grand nombre d'autopsies, il est vrai, pour appuyer l'opinion que nous émettons sur la nature de la colique végétale, mais d'autres observateurs, parmi lesquels nous citerons M. Pascal, ont constaté les mêmes faits pathologiques que nous venons de rapporter ; et, qu'on veuille bien se le rappeler, nous n'avions aucune connaissance de leurs travaux, quand nous étudions *sans livres* la maladie d'après nature.

Nous n'eussions d'ailleurs pas fait une seule ouverture de cadavre que nous n'en serions pas moins assuré dans notre opinion, car, d'une part, comme l'a dit Bichat, le cadavre n'est pas toute la maladie, et de l'autre, en pathologie comme en physiologie, on peut remonter de la fonction à l'organe, en d'autres termes, on est autorisé à s'élever du symptôme à la lésion organique qui le détermine.

Certes, une maladie qui se résume matériellement dans nos organes, qui se met en saillie sur le cadavre par des al-

térations marquées de nos tissus, est en général d'une connaissance plus facile que celle dont l'issue fatale n'a point
imprimé son cachet. Mais est-ce à dire que toute affection
morbide, à désordres anatomiques sensibles, soit parfaitement
connue?

A cet égard, répondrait-on affirmativement pour la syphilis
et la variole? Le pourrait-on faire pour le choléra, qui crée
cependant bien des altérations physiques dans l'économie?
Prétendrait-on sérieusement, aujourd'hui, que les fièvres
soient mieux connues dans leur nature intime depuis qu'on
les a presque toutes nichées dans la muqueuse digestive?

Nous bornerons ici notre argumentation sur la valeur des
altérations anatomiques, par cette pensée, que, si la corrélation
est intime et directe entre le symptôme et la lésion du tissu à
laquelle on le rapporte, on peut, dans bien des cas, diagnosti-
quer la modification organique d'après le dérangement physiologique qu'on observe; repousser cette manière de voir, c'est
priver la médecine des ressources si précieuses de l'induction.

TRAITEMENT. — Tout ayant été controversé dans l'étude
de cette maladie, causes, siége, nature, etc., la thérapeutique
ne pouvait s'isoler de cette fluctuation; elle a donc dû subir
les phases les plus bizarres et les changements les plus multipliés.

Ces disparates, que tout d'abord on a peine à concevoir,
l'esprit d'analyse en explique suffisamment la cause, et peut
conduire à y mettre un terme. En effet, qui ne voit que cette
divergence d'opinion découle de ce que tels observateurs n'ont
été frappés que des phénomènes nerveux qui caractérisent la
colique végétale, tandis que d'autres n'ont tenu compte que
des complications qui s'y joignent, et en tête desquelles figure
l'inflammation? Plus éloignés de la connaissance de cet état
morbide, il en est qui l'ont rapporté à un miasme arthritique,
à un vice rhumatismal, etc. Joignez à cette confusion pathologique l'influence des théories qui tour à tour ont prévalu, et
vous comprendrez combien ont dû varier les moyens dont on

s'est servi pour combattre la maladie, dont la thérapeutique doit maintenant fixer notre attention.

De ce qui précède ressort naturellement cette pensée, qu'il ne s'agit pas aujourd'hui d'indiquer des remèdes nouveaux, mais de *spécifier* ceux qui doivent enfin prévaloir.

Calmer la douleur, évacuer le malade et lui épargner les chances imminentes de l'inflammation, telle est l'indication à laquelle il faut s'empresser de satisfaire[1].

Le mode thérapeutique par lequel on remplit la première de ces indications ne peut se déduire que de la connaissance approfondie de la nature du symptôme que l'on veut combattre. Donc, pour le faire avec succès, dans le cas dont il s'agit, il faut savoir que la douleur qu'on veut apaiser ne se lie pas à la phlegmasie des organes où elle siége, mais qu'elle doit être considérée comme la conséquence et l'indice d'une *innervation pervertie,* disposition qui jette dans une sorte de torpeur les viscères qui attendent la vie et le mouvement fonctionnel de la part des nerfs envahis. Cette considération est ici des plus capitales, car c'est pour passer outre ou l'ignorer entièrement qu'on est frappé d'impuissance au lit du malade.

De plus, distinguer que la douleur est du caractère nerveux et non inflammatoire, n'est qu'une donnée imparfaite, si l'on ne voit qu'elle se combine avec la dépression physiologique dont je viens de parler, relativement à la plupart des organes qui tendent à entrer dans le domaine si étendu de la colique végétale. En effet, employez ici des moyens négatifs et débilitants, portez, surtout à doses élevées, l'opium sur les surfaces les plus rapprochées de la source du mal, sur la muqueuse digestive, et vous calmerez peut-être la douleur; mais ce ne sera qu'en frappant d'une plus grande impuissance fonction-

---

[1] « Chez les individus qui, sous l'impression d'une douleur plus ou moins vive, sont pris facilement de délire, il importe de calmer d'abord la douleur sous peine de voir paraitre les convulsions.» (ANDRAL, *Cours de pathologie interne.*)

nelle les organes mis en contact avec l'agent médicinal. Il en
est tellement ainsi, que je ferais passer la médecine évacuante
devant les sédatifs et les narcotiques, s'il n'était un moyen
d'éviter l'inconvénient que je signale.

Ce moyen se présente tout naturellement à l'esprit du praticien qui reconnaît la nature *essentiellement nerveuse* de la
colique végétale, c'est l'agent *pertubateur* dont *Cotugno*
nous a indiqué l'efficacité. Usez ici des vésicatoires appliqués
des deux côtés de la colonne vertébrale, et vous comprimerez
ces *éclairs* de douleur, et vous romprez le spasme ou l'anomalie fonctionnelle, quelle qu'elle soit, du système nerveux abdominal. Alors, venez-en à l'opium, mais considérez encore
qu'il vous sera plus avantageux de le déposer sur le *derme
mis à nu,* que de le porter dans les voies de la digestion, que
de l'appliquer à des organes déjà plongés dans le sommeil, sur
des tissus que l'inflammation menace et tend à envahir. D'ailleurs, la convenance de débuter par un moyen aussi énergique que le vésicatoire, et que l'expérience m'a prouvé être
le plus puissant de tous au début de la maladie, est d'autant
plus évidente que la colique végétale suit parfois une marche
abrupte et rapide, on peut même dire insidieuse; qu'en outre
elle engendre, avec une immense facilité, la phlogose de
presque tous les organes dont le système nerveux émane du
grand symphatique[1].

L'application du vésicatoire ne se bornera pas à la région
lombaire; si la respiration s'embarrasse, on le place entre les
épaules, au cou, s'il y a aphonie; à la nuque enfin ou sur la tête, si
des symptômes cérébraux tendent à se développer.

En résumé : produire un effet dérivatif et pertubateur qui
enraye dès son origine l'anomalie fonctionnelle du système
nerveux de la vie intérieure, prévenir la phlogose qui tend

---

[1] Si le dérangement survenu dans l'innervation organique est ici la cause
première du trouble remarquable offert par un grand nombre de fonctions
végétatives, il faut savoir cependant que l'irritation qui se développe ultérieurement dans plusieurs des organes relatifs à ces mêmes fonctions peut

à se développer dans les organes dont le rhythme s'altère, les sortir de l'engourdissement dans lequel ils sont plongés ; agir dans ce sens d'une manière intense et prolongée, se prêter à des médications spéciales et qui ne seraient pas sans inconvénient pour les viscères mis en contact avec des substances douées d'une grande énergie, telle est la vertu qu'aujourd'hui je sais résider dans les vésicatoires appliqués aux diverses régions de l'échine [1].

Une fois la douleur dissipée, ou du moins presque entièrement éteinte, par l'application du vésicatoire, *pansé avec la morphine*, il faut se garder de trop insister sur ce dernier médicament qui n'a dû être employé qu'à la quantité voulue pour apaiser les souffrances du malade, sans le trop exposer à augmenter la paresse des viscères abdominaux, circonstance qui les rendrait insensibles et réfractaires à l'action des émétiques et des purgatifs : mais ne bornons pas là nos considérations sur l'opium [2].

Non-seulement l'opium, ingéré par l'estomac, peut prolonger la constipation en entretenant l'inertie de cet organe et de l'intestin, non-seulement il peut enflammer leur muqueuse, déjà si disposée à cet acte pathologique; mais employé à trop fortes doses, même par la méthode endermique, il

dériver de causes subséquentes à la névralgie, causes parmi lesquelles je ne mentionnerai, pour le moment, que la secrétion biliaire, modifiée dans sa quantité et altérée dans ses principes chimiques.

[1] « Je n'ai rien trouvé qui réussît mieux pour calmer les cruelles douleurs de *rhumatisme* qui *durent très-longtemps,* surtout entre les épaules, qu'un vésicatoire appliqué sur la partie, qui convient aussi pour *prévenir* la paralysie et la guérir lorsqu'elle est arrivée. » (HUXAM, *Colique du Devonshire.*)

[2] « Quelques praticiens, pour calmer les douleurs, ont essayé les narcotiques *réitérés,* ils se sont bientôt aperçu de leur erreur, et ont vu, comme Sydenham l'a observé dans la colique bilieuse, que leur effet devient souvent nul, surtout avant l'emploi des émétiques. Il faut bien se mettre en garde contre le calme apparent que peuvent occasionner les narcotiques, où les accidents reparaissent bientôt avec plus de force. »(*Essai sur la colique végétale* (CHABEAUD, thèse ; Paris, 1809). Cette thèse me paraît être un des meilleurs écrits qu'on ait publiés sur la colique végétale.

peut ralentir toutes les sécrétions dont les plus précieuses à rappeler et à entretenir au degré normal sont celles du foie et des reins : en vain l'opium agirait-il, ce qu'il fait rarement dans cette maladie, en augmentant la transpiration cutanée, qu'il n'amènerait par cette voie aucune amélioration ; nous avons vu au contraire qu'une transpiration abondante présageait la paralysie.

De tout ceci il résulte que l'opium doit être administré avec modération et discernement dans la colique végétale, qu'il faut l'employer comme agent propre à calmer la douleur, plutôt que comme moyen de redonner au système nerveux sympathique un rhythme plus régulier, un mode fonctionnel plus fixe et mieux affermi [1]. Non, je ne saurais considérer l'opium autrement que comme auxiliaire dans cette vaste opération thrérapeutique que commande une maladie aussi complexe que la colique végétale dans le phénomène remarquable de sa généralisation [2].

N'abandonnons pas ce médicament sans relater ici que, dans le cas où l'on se dispense d'appliquer les vésicatoires, il est généralement préférable d'en faire usage en lavements, et ce, pour des raisons qui rentrent dans celles que nous venons d'exposer [3].

---

[1] Baglivi désapprouvait l'usage de l'opium dans la colique qui nous occupe, et Huxam lui en fait un reproche sévère. J'ignorais l'opinion de l'un et de l'autre de ces auteurs, quand je rédigeai mon travail. Je crois que si l'opium a pu paraître à Baglivi susceptible d'amener la paralysie, c'est moins en provoquant une sueur abondante, phénomène qu'il est rare d'obtenir de ce médicament dans la colique végétale, qu'en congestionnant l'encéphale et la moelle épinière, et surtout qu'en augmentant la léthargie abdominale, d'où la constipation, etc. (Voyez l'observation 5ᵉ.)

[2] « Lors même que le vomissement cesserait, on peut donner, le soir de l'émétique, un quart de grain d'opium, ou un demi-grain avec la thériaque, moins comme narcotique ou soporifique que pour dissiper l'irritation excitée par les secousses de l'évacuant. Sydenham et Freind agissaient ainsi. » (CHABEAUD, thèse déjà citée.)

[3] On voit que je suis peu partisan de faire passer l'opium par l'estomac, du moins au début du mal, c'est-à-dire avant qu'il y ait eu des vomissements ou des selles copieuses ; telle n'était pas l'opinion d'Hoffmann, que je trouve

Maintenant, évacuer le malade, et stimuler la fonction des organes sécréteurs qui versent leurs produits dans le tube intestinal, telle est la conduite à tenir; mais dans cette manière de procéder l'expérience dicte des règles qu'il ne faut pas enfreindre. Par exemple, les émétiques ont été reconnus pour être d'un usage généralement avantageux; et cependant y recourir sans restriction et d'une manière banale représente une pratique capable de faire accuser d'impuissance ou d'effet pernicieux une médication ordinairement heureuse et souvent indispensable.

Je m'explique : en thèse générale, la bile ne demande qu'à être évacuée, attendu que le foie peut moins vite que les fonctions digestives participer au spasme, à l'arrêt fonctionnel qui caractérise ici l'état des viscères abdominaux. S'il en est ainsi, la bile continue d'être sécrétée; mais, trouvant le duodénum dans un état de constriction ou d'insensibilité physiologique, elle reste sans issue, elle ne va point contribuer au mouvement péristaltique des intestins et tente de refluer dans l'estomac, ce qui arrive après un temps plus ou moins long. En pareille occurence, facile à saisir par les efforts de vomissements, l'émétique est des mieux indiqués [1].

Admettant maintenant ce que démontre l'observation : que le foie se ralentisse dans sa sécrétion tout aussitôt que les organes digestifs proprement dits, il en résultera que la bile au lieu d'être abondante diminuera au contraire beaucoup, ce

consignée dans la thèse de M. Chabeaud; je le laisse parler : « Les narcotiques font d'autant plus d'effet qu'ils deviennent pour ainsi dire un remède topique : *et quia præcipua in stomachum, in omnibus ventriculi morbis incomparabilem edit virtutem.* » HOFFMANN.

[1] « Il faut provoquer le vomissement de deux jours l'un, quelquefois jusqu'à quatre reprises différentes; car, lorsque l'estomac est surchargé d'une très-grande quantité de pituite tenace ou d'une bile corrompue, que peut-on attendre des remèdes, si on ne l'en débarrasse pas entièrement? » (HUXAM, *Colique du Devonshire.*) » Le vomissement ne réussit pas seulement dans cette maladie, parce qu'il évacue l'estomac, mais encore parce qu'il secoue les parties voisines de ce viscère, par ce moyen il concourt à exprimer du foie, du pancréas, etc., les humeurs qui y *séjournent* et qui sont rejetées par le vomissement. » (Le même.)

qui ne saurait pour le moment prescrire l'emploi des émétiques. Pour faire usage de ces derniers avec convenance, il
faut que le foie ait continué de fonctionner ou que la bile soit
par avance accumulée en plus ou moins grande quantité dans
le duodénum et la cholécyste.

Quant à la condition qui fait que dans certains cas la bile
est encore sécrétée avec abondance, elle me paraît tenir au
tempérament bilieux à l'idiosyncrasie hépathique. La disposition inverse coïncide le plus généralement avec une organisation éminemment nerveuse.

D'où il résulte qu'un appel intempestif fait au foie par les
émétiques ne peut tendre qu'à irriter l'estomac, souvent aussi
à exaspérer le système nerveux. Une circonstance qu'il faut
savoir apprécier pour être fixé sur l'opportunité de l'émétique,
est celle relative à l'absence de tout ictère coïncidant avec de
fortes et fréquentes envies de vomir, mieux avec des vomissements déjà réalisés. Le cas deviendrait encore plus impérieux,
si l'hypocondre droit présentait une tumeur que le diagnostic
indiquât comme une accumulation de bile dans la vésicule.

La circonstance qui repousse le plus absolument l'émétique consiste dans l'ictère que n'accompagne aucune nausée;
ici la bile est élaborée en trop petite quantité pour tendre à
s'échapper par l'estomac, et c'est le cas d'en forcer la sécrétion
par l'administration de l'aloès à hautes doses. Il est donc des
cas où l'on ne doit pas, dès le début, recourir à l'émétique, il
peut même arriver que ce moyen ne soit jamais indiqué[1]. En
effet, quelle que soit la période de la maladie, on ne devra
provoquer le vomissement que dans les circonstances que je
viens de spécifier. Hors l'évidence d'une accumulation de bile
dans le duodénum ou la vésicule, il faudra s'en abstenir; on
devra, au contraire, y recourir à toute époque du mal, s'il y a
lieu de soupçonner la rétention d'une bile épaisse et copieuse;

[1] On voit que je m'éloigne sensiblement, quant à l'emploi de la méthode
émétique, de l'absolutisme qu'Huxam, ce grand observateur, professe à cet
égard.

négliger cette indication, c'est exposer le malade à la formation de calculs hépathiques, à l'inflamation du foie et à toutes les conséquences qui en résultent[1].

Si de l'estomac nous passons aux intestins, nous trouvons encore le fluide hépathique comme le régulateur de la conduite à tenir. En effet, si la bile ne se rencontre pas déjà dans le tube digestif, il n'est indiqué, il n'est pas même possible de provoquer aucune évacuation. Pour être convaincu d'une proposition en apparence si étrange, il suffit de se rappeler la nullité signalée par les auteurs relativement aux substances purgatives les plus énergiques. Dire que le spasme intestinal entre ici pour beaucoup plus que l'absence de la bile dans cette condition bizarre du tube digestif, me paraîtrait une erreur, puisqu'il suffit en général d'administrer des substances cholagogues pour redonner aux autres agents purgatifs, sinon toute leur puissance ordinaire, du moins le degré d'activité propre à émouvoir et à vider les intestins. Quoi qu'il en soit, je reconnais cependant ici l'intervention formelle des opiacés à *petite dose,* ou mieux, des feuilles de tabac en lavement comme nous le verrons tout à l'heure.

Il ne faut donc pas ignorer qu'il est des cas de colique végétale où l'on administrerait en vain tous les sels purgatifs, les gommes résines les plus drastiques, la scammonée et le sené, voire même le *croton tiglium,* qu'on n'obtiendrait pas la plus petite évacuation; croire qu'en pareil cas, les opiacés ayant été administrés, à *l'exclusion des cholagogues,* il serait facile d'arriver à lâcher le ventre, représenterait une méprise thérapeutique[2].

---

[1] Il n'y a pas de meilleure voie que le vomissement, pour se débarrasser de la bile, soit poracée, soit noire, si ordinaires dans cette maladie. J'ai même observé que les douleurs des membres et des reins cessaient du moins *pour un temps,* après le vomissement, ce qui s'accorde avec la maxime du divin Hippocrate, lib. II; *Prædictor,* que Celse a rendue ainsi (lib. II, cap. VIII): *humerorum dolores qui ad scapulas vel manus tendunt, vomitu atra bilis solvuntur.* (HUXAM, ouvrage déjà cité.)

[2] «Il y a deux choses fondamentales à considérer quand il s'agit de doser

Ainsi donc, l'indication de faire couler librement la bile dans le canal intestinal équivaut au moins à celle de donner issue à ce fluide par la voie supérieure; les considérations déjà émises nous prouvent même que la première de ces indications est plus essentielle que la seconde, en ce sens qu'elle est constante et peut, à beaucoup d'égards, suppléer la médication émétique; tandis que cette dernière est subordonnée à des circonstances qui ne sauraient constamment se présenter.

Parmi les substances propres à activer la sécrétion biliaire, l'aloès, le calomel et les savons occupent le premier rang; aussi ma pratique m'a-t-elle constamment montré ces médicaments comme les meilleurs à faire entrer dans le traitement que je m'efforce de formuler. En y recourant, on ne s'éloignera pas de la remarque que, ces substances n'agissant sur le *foie* que par *absorption*, du moins l'aloès, il leur faut de douze à vingt-quatre heures pour produire l'effet désiré; ce qui prescrit, quand leur influence doit en définitive se combiner avec celle d'autres purgatifs, de leur faire précéder ceux-ci du temps connu pour obtenir de ces moyens un effet simultané sur le tube intestinal[1].

Pour attendre du calomel et de l'aloès un effet suffisamment intense, il faut les administrer à hautes doses, vu le peu d'activité fonctionnelle des viscères auxquels ils s'adressent. De 12 à 16 grains d'aloès, de 6 à 8 de calomel, plus une quantité

ou de formuler un moyen ou une méthode thérapeutique. Ce n'est pas assez en effet que d'indiquer la quantité ou la dose, il n'est pas moins nécessaire de préciser *l'espace de temps* dans lequel la dose du remède, quel qu'il soit, doit être administrée. (BOUILLAU, ouvrage déjà cité.) On voit que nous avions été au devant de cette vue si judicieuse de M. le professeur de la Charité, car ce paragraphe date de 1835, et les observations particulières qui lui ont servi de base sont plus anciennes encore.

[1] « La résine pure de jalap et de scammonée ne fait pas plus d'effet sur les personnes qui ont l'estomac rempli d'humeurs pituiteuses et aqueuses, que si on leur eût fait prendre de l'eau toute pure. » (HUXAM, ouvrage déjà cité.) — Sydenham, dans la colique bilieuse, n'avait point de confiance aux purgatifs doux. Il dit, en parlant d'eux métaphoriquement : *Neque leo subere excipiendus, frustrà enim melius catharticum exhibueris.* (CHABEAUD, thèse déjà citée.)

suffisante de savon médicinal, telle est la manière d'user de ces médicaments, avec le soin de fractionner cette quantité en plusieurs prises, pour ne pas surcharger tout à coup l'estomac. Du reste, peu de sujets vomissent ces substances, si, l'indication existant, on a au préalable vidé l'estomac. Comme il se pourrait faire que, malgré tout, l'aloès et le calomel fussent rejetés, et qu'il est pour moi démontré qu'on ne saurait s'en passer, il faut alors les prescrire en lavement, avec la triple attention d'en augmenter sensiblement la dose, d'y joindre l'opium, et de les combiner avec un véhicule qui ne dépasse pas la quantité de 4 à 6 onces ; avec ces précautions, les lavements sont conservés et l'on trouve dans le gros intestin une surface d'absorption suffisante[1].

L'emploi de ces médicaments cholagogues suffit chez quelques malades pour amener des selles sans l'aide de substances plus essentiellement purgatives ; mais, il faut le dire, les matières sont peu abondantes, presque absolument bilieuses et ne présentent pas cette *semi-liquidité* à laquelle il est convenable de les amener pour obtenir des évacuations plus faciles et mieux suivies.

On devra donc, bien que le libre cours de la bile dans le tube intestinal suffise pour ouvrir les premières voies, en venir à l'administration des purgatifs *liquides* plus ou moins forts et drastiques, suivant les éléments combinés du mal, suivant aussi l'idiosyncrasie du sujet. La plupart du temps, on peut se borner à l'emploi de substances non irritantes ; ainsi la crème de tartre, le sulfate de magnésie et autres sels neutres, suffisamment étendus, représentent les médicaments de cette nature que j'ai le plus souvent administrés. Les cas

---

[1] Après avoir administré un lavement ainsi formulé, il est bon d'en prescrire de plus fortement purgatifs ; lesquels, s'ils étaient employés seuls, pourraient se montrer parfaitement nuls ; nous verrons plus bas que les clystères les plus favorables sont ceux de décoction de tabac frais. « Les purgatifs seraient dans bien des cas nuls, si les clystères ne secondaient leur opération : *A clystere omnis purgationis initium, inferiora expurgans superiora consecutione exonerat.*» (FERNEL, p. 322.—CHABEAUD, thèse déjà citée.

où ces moyens échouent sont relatifs à une plus grande stagnation abdominale, autrement dit, à un despotisme névralgique plus prononcé, à la froideur et à la mollesse du tempérament. Alors, les médecines composées où dominent le séné, la scammonée et autres drastiques doivent être employées ; car pas d'évacuations, pas de soulagement possible, pas de progrès vers le mieux.

Malgré l'efficacité accoutumée de ces moyens, il peut quelquefois arriver qu'on n'obtienne pas d'évacuations suffisantes, que même le ventre reste entièrement sourd à leur appel. Dans ce cas, il faut y joindre, en frictions sur l'abdomen, l'huile de *croton tiglium*, combinée avec celle de castor (*ricin*). Alors aussi on devra recourir aux lavements purgatifs, et parmi ces derniers qui m'ont rendu le plus de service, dans des cas de constipation rebelle à bien d'autre moyens également énergiques, figurent ceux composés avec la décoction de feuilles fraîches de tabac. Leur influence narcotique s'est montrée ici d'un secours merveilleux, et me paraît mieux convenir que l'opium. Un premier lavement de cette nature peut être quelquefois d'un effet médiocre ou tardif, même nul ; alors on en prescrit un second, voire même un troisième, si l'on n'aperçoit pas de signes de narcotisme. En suivant cette manière de faire, que j'ai empruntée à Campet (ouvrage déjà cité), je n'ai jamais vu la constipation persister. Je relaterai ici, avant d'en finir avec les évacuants, que je n'ai pas osé administrer le *croton tiglium*, de peur que, restant sans effet purgatif, il n'irritât trop fortement la muqueuse digestive, ou qu'ingéré à certaine dose il ne fît naître les accidents de l'empoisonnement.

Voilà maintenant le malade soulagé de ses grandes douleurs, évacué par haut et par bas, si cette double indication s'est offerte ; aussi un peu de calme renaît-il pour lui ; et, cependant, qu'il est loin encore de la guérison, si l'attaque a été vigoureuse, s'il existe des complications ! Une pareille modification apportée à l'état du sujet n'abusera donc pas le pra ticien sur les phénomènes qui doivent ultérieurement se manifester. D'ailleurs ce mieux être n'est pas exempt d'une grande faiblesse, d'une sorte d'engourdissement dans les membres, de torpeur dans l'ensemble des actes organiques, d'innapétence, de fatigue au moindre mouvement, d'insomnie plus ou moins complète. Quand la situation du malade est telle, on conçoit qu'il n'est nul besoin de recourir aux anti-phlogistiques. Seulement, en même temps qu'on a usé des vésicatoires, des opiacées et des éméto - cathartiques, on n'a pas dû négliger l'emploi des bains, des fomentations et des lavements émollients, puisque l'humidité tiède est ici d'une action si favorable sur l'économie. A ces moyens, on ajouterait les sangsues ou la saignée du bras, si des signes de phlegmasie *réelle* dans les organes abdominaux, ou de transports sympathiques redoutables vers le centre cérébro-spinal se manifestaient. Mais ce serait intervertir l'ordre naturel du traitement que de nous occuper maintenant des complications.

S'il a été en quelque sorte à la portée du médecin de hâter l'élimination des symptômes les plus saillants du début; autant il devient aujourd'hui difficile, non-seulement de faire cesser tout état morbide, mais encore de s'opposer au retour de phénomènes qu'on pourrait penser avoir définitivement éloignés. Cette opiniâtreté du mal, cette marche comme insidieuse qu'il peut tout à coup revêtir, sont donc des caractères qu'on doit considérer comme lui étant inhérents, bien qu'ils ne se manifestent pas toujours.

Ces données acquises, on imposera un régime des plus sévères; on garantira son malade de toute intempérie atmosphérique, et l'on ne se relâchera pas d'un point dans le traitement *symptomatique* qu'il convient de lui faire observer.

Ainsi, des bouillons de veau, de poulet ou d'herbes, pris en petite quantité, doivent seuls composer le régime. La tisane aura toujours subi l'action du feu, sera peu chargée de principes médicamenteux, se prendra chaque fois sous un petit volume, devra offrir, tour à tour, les qualités délayante, légèrement laxative ou modérément diurétique [1]. Ne pas remplir ces indications, c'est s'exposer à voir revenir les coliques et les vomissements, à voir se manifester de nouveau la constipation et la dysurie. Un soin qu'il faut encore prendre, c'est de ne jamais prescrire de boissons acides, à moins qu'une phlemasie gastro-intestinale n'en fasse pour ainsi dire une loi, loi qui du reste comporte plus d'amendements que ne semblent le permettre les principes exclusifs de la médecine physiologique.

Comme le régime, les tisanes et autres moyens auxiliaires ne sauraient ici suffire, il s'agit d'indiquer des agents plus puissants contre la durée, la récidive et l'excès d'intensité que peut offrir la colique végétale.

La conduite à tenir ne saurait plus être invariable: chez l'un, le progrès ou la récidive s'accompagne de l'ensemble des symptômes; chez l'autre, telle ou telle fonction paraît seule ou principalement lésée; il est des malades enfin chez qui survient avec prédominance l'irritation des voies digestives. On conçoit que de telles nuances pathologiques impriment au traitement des variétés et des modifications infinies.

En dehors des indications qui découlent de ces sortes d'individualités morbides, il est cependant une manière de faire plus ou moins uniforme. Par exemple, le fluide hépathique ne doit jamais être exposé à séjourner dans les voies qu'il parcourt; cette sécrétion sera donc entretenue par les moyens appropriés. De là découle l'usage indispensable de médicaments parfois émétiques, plus souvent cholagogues; je n'ai pas négligé d'en faire mention ailleurs, et de nuancer cette

---

[1] Voici, dans des vues à peu près semblables, comme s'exprime Huxam, que je n'ai lu, on voudra bien s'en rappeler, qu'après avoir achevé cet ouvrage : « Il ne suffit pas, pour guérir cette maladie, de purger les premières voies : il faut, en outre, délayer l'acrimonie saline du sang; car, d'une source empoisonnée, il ne peut découler que des ruisseaux impurs. Il faut donc faire user au malade d'une grande quantité de délayants, parmi lesquels l'eau doit tenir la première place. »

indication autant que l'expérience me l'a indiqué. On s'abuserait en pensant que la médication nervine ait la propriété, en ramenant à un type plus normal le système nerveux de la vie organique, de régulariser à elle seule les actes physiologiques des principaux viscères abdominaux: non, chacun d'eux veut encore subir, d'une manière permanente ou réitérée, l'influence d'un modificateur approprié.

En sus de ce que la sécrétion hépatique est en elle-même une des plus importantes de l'économie, quoique excrémentitielle, son influence sur la physiologie gastro-intestinale est, à mes yeux, très-essentielle, ce qui prescrit d'y porter une sérieuse attention. En effet, les phénomènes morbides, dérivant du foie lésé dans son innervation, sont ici tellement remarquables que beaucoup d'observateurs confondent les coliques bilieuse et végétale, bien qu'il y ait entre ces deux affections toute la différence d'un trouble nerveux à une lésion inflammatoire ou irritative, toute la distance d'une maladie idiopathique à celle qui n'est que secondaire. Il faudra donc, pour pousser à l'élaboration de la bile, continuer l'administration de l'aloès, du calomel et du savon médicinal. En usant de ces substances, on se rappellera que l'aloès n'irrite que très-peu par lui-même le tube digestif, l'excitation qu'il semble provoquer plus spécialement sur le rectum n'est, comme on le sait aujourd'hui, qu'un effet purement secondaire et entièrement dû au contact, avec la muqueuse de cet intestin, d'une bile plus abondante et peut-être plus rapprochée dans ses principes. Quant au calomel, il faudra plus de réserve dans son administration, attendu que sa trop grande absorption aurait l'inconvénient de disposer au tremblement musculaire déjà imminent, et d'appauvrir le sang trop enclin à la dégénérescence sous l'empire d'une maladie qui, presque autant que le scorbut, porte atteinte à la nutrition.

Il est rare, la bile s'élaborant bien, en même temps qu'elle s'échappe incessamment par le bas, qu'il survienne des signes de surcharge gastrique; dans ce cas, on s'abstiendra d'administrer l'émétique. Si, soit par le fait de la maladie elle-même, soit parce qu'on aura négligé d'user à temps des cholalogues, la bile semble heurter le pylore, on lui donnera une prompte issue par le tartre stibié.

Les reins, comme le foie, appellent un stimulus médicinal; leur action, devenue lente et torpide en se conformant au diapason actuel de la vie organique, veut être activée de temps à autre à l'aide des diurétiques. Les boissons de cette nature, augmentées d'énergie par l'addition du nitrate de potasse, trouvent donc ici leur emploi. Toujours dans le but de pousser à l'action plus grande des viscères sous-diaphragmatiques, on administrera des boissons propres à augmenter la quantité des fluides sécrétés et le transport plus facile des matières excrémentitielles. Ici se trouvent naturellement conseillées la décoction de tamarin, rendue plus laxative par la présence d'un sel neutre, celle de pruneaux, etc.; le petit-lait, tenant en dissolution une ou deux onces de crème de tartre soluble, représente la prescription que je fais d'ordinaire à mes malades. L'enveloppe cutanée n'est pas non plus à négliger, mais il s'agit moins de réveiller son activité que d'en calmer l'éréthisme, d'en entretenir la souplesse et la quiétude. Les frictions sèches ont été d'un résultat insignifiant ou nuisible; les bains de vapeurs *sulfureuses* généralement peu favorables. Ils épuisent les malades, accroissent leur exaltation nerveuse, et m'ont paru quelquefois faire naître le tremblement ou la paralysie des membres. On peut avancer, en général, qu'une chaleur sèche, une excitation aride, si je puis ainsi dire, augmente le malaise, tandis qu'une douce moiteur, par quelque moyen qu'on la procure, amène un état de calme et de bien-être qu'il est précieux de procurer aux malheureux atteints de la colique végétale. Ici se borneraient les considérations relatives au traitement, si, comme dans la plupart des maladies, tout signe sensible écarté, on pouvait compter sur une solution définitive, sur une cure radicale.

Malheur donc au médecin qui se fierait aux apparences généralement trompeuses qu'offrent les sujets qu'on a convenablement administrés dès le début. Un traitement prophylactique, une méthode préventive jusqu'au méticulisme, peuvent
seuls parer, sinon aux plus légères rechutes, du moins à ce
progrès lent mais comme inévitable d'une affection, qui ne
manque jamais de mettre en défaut la sagacité du praticien
pour qui elle est encore nouvelle.

En sus des moyens déjà employés, de toutes les précautions dont on a entouré le malade, il peut se faire qu'on soit
obligé de recourir à de nouveaux médicaments. C'est ainsi
que le malaise général, que les douleurs des membres ne cè
dent pas toujours aux bains, soit simples, vinaigrés ou aromatiques; on doit alors employer l'essence de térébenthine laudanisée et chauffée au bain-marie. Les embrocations convenablement faites avec cette substance dispensent quelquefois de
l'administrer sous forme de looch, à moins que l'état du tube
intestinal n'en fasse pour ainsi dire une loi. En effet, la contractilité musculaire du canal digestif peut se trouver de beaucoup au-dessous de son degré normal; des douleurs sourdes
et profondes, quoique fugaces et passagères, peuvent s'y faire
sentir. Dans ce cas, la térébenthine, en même temps qu'elle
entretient la liberté du ventre, redonne du ton aux intestins,
dissipe toute douleur, soit interne, soit externe. Ce médicament est un des meilleurs dont on puisse faire usage dans le
traitement de la colique végétale, alors qu'elle tend vers une
marche chronique et de long cours.

Après avoir vaincu la première crise, fait entrer le malade
dans une sorte de convalescence, ne serait-on pas porté à demander aux anti-périodiques leur influence accoutumée? Cependant, en attendre ce résultat, c'est méconnaître le génie
erratique et vagabond de la colique végétale, ou mieux, c'est
ignorer que la solution n'en est souvent qu'apparente et illusoire. En vain on administre la quinine et ses succédanées, le
carbonate de fer ou autres agents adaptés au caractère inter-

mittent, on voit survenir la plupart du temps l'accident tant appréhendé, le retour de la maladie! Les cas exceptionnels sont relatifs aux sujets jeunes et bien constitués, au bénéfice de la saison, au changement d'air, à l'énergie déployée, au début du mal, au tact, à la sagacité grande du médecin, et aussi à la prudence et à la résignation parfaite du malade.

En général, on peut avancer qu'on s'opposera plus facilement à la rechute par la continuité des moyens propres à améliorer le premier état, qu'en faisant usage des remèdes qui combattent favorablement la périodicité de tant d'autres maladies[1].

Fixé sur cette donné importante, je n'ai pas dû persister longemps dans l'emploi des remèdes opposés à l'intermittence. Bien des névralgies, il est vrai, cèdent à l'usage de la quinine; mais, jusqu'à présent, il ne s'est agi que de cette maladie occupant les cordons cérébraux et rachidiens : la même affection, siégeant dans les centres nerveux de la vie organique, doit présenter, ainsi que tous les bons observateurs l'ont fait pressentir, des différences sensibles, en un mot, une manière d'être qui lui est propre[2].

---

[1] On sait que les premiers moyens, dont il est ici parlé, ont pour base les émétiques, les purgatifs et les calmants hypnotiques; voyons encore ce qu'en dit Huxam : «S'il y a quelque maladie dans laquelle il convienne d'avoir souvent recours aux purgatifs, et de tenir *longtemps* le ventre libre, c'est, sans doute, dans celle dont il s'agit dans ce petit traité. Il faut donc donner, pendant quelques jours de suite, de doux purgatifs, parmi lesquels je recommande surtout la rhubarbe, les pilules de Rufus, la teinture sacrée, auxquelles il faut ajouter quelques grains de calomélas; la térébenthine de Venise ou de Cypre, délayée dans un jaune d'œuf et dissoute dans quelque eau cardiaque, purge d'une façon commode, et convient surtout dans les douleurs *rhumatismales* qui accompagnent les coliques. Dans ce même temps, il faut donner les calmants à grande doses : il n'y a que ce moyen d'apaiser les grandes douleurs, et de les prévenir; car elles reviennent bientôt si l'on ne répète pas la dose de l'opium. Quant à ce qui est de la dose, on ne peut rien établir de certain : la même dose assoupissant l'un et ne faisant qu'égayer l'autre. L'expérience a prouvé que ces purgations fréquentes et réitérées, quoiqu'elles paraissent nouvelles, étaient cependant salutaires : sans cela, le ventre se resserrait bientôt, et il en résulterait les plus vives douleurs, produites par les matières qui séjourneraient dans l'intestin.

[2] «Les névroses des fonctions nutritives, qui ont, en général, leur siége

De tout ceci, déduit de l'expérience que j'ai acquise sur la colique végétale, il résulte qu'on ne doit faire fond, dans les cas graves, que sur l'éloignement de la cause, quand cela est possible, sur les précautions hygiéniques les plus en harmonie avec cette affection, et enfin sur les médicaments propres à tenir libres et ouvertes les voies digestives, y ajoutant ceux qui activent les sécrétions biliaires et urinaires. Les anti-spasmodiques, tels que le camphre et le castoréum, les calmants narcotiques, tels que la thériaque et le diascordium, peuvent aussi, en opérant sur la sensibilité et en amenant le sommeil, produire des modifications qui, sans être décisives et radicales, doivent cependant être parfois imprimées à un organisme perverti, de la manière qu'il nous est déjà permis de l'envisager.

Une fois la convalescence en bon train, il s'agit de la consolider; un des moyens les plus propres à fournir ce résultat, consiste dans l'équitation, exercice qui, en procurant des secousses plus ou moins fortes et prolongées aux viscères abdominaux, les fait sortir de cette profonde inertie où ils sont tombés. La stimulation générale qui en résulte pour l'économie, lui procure une nouvelle vigueur; l'appétit renaît, les forces musculaires augmentent, la voix et tous les actes volontaires récupèrent plus vite leur première intégrité. Ce résultat pratique n'avait pas, comme on le sait, échappé à la sagacité si prodigieuse de Sydenham, et il nous raconte qu'il attachait tant d'importance curative à l'exercice du cheval pendant la convalescence de la colique végétale, appelée par lui bilieuse, qu'il allait jusqu'à prêter ses chevaux aux personnes à qui leur fortune n'aurait pas permis d'user de ce moyen[1].

dans un système nerveux particulier, différent à certains égards de celui qui anime les organes de la vie de relation., ont un caractère spécial et une manière d'être fort différente des névroses du système nerveux de relation. » (BICHAT.)

[1] Voici ce que dit Huxam de ce moyen par excellence : « L'exercice du cheval doit terminer la cure de cette maladie; rien, en effet, n'est plus propre à fortifier les viscères et les intestins. Les secousses fréquentes que tout le corps reçoit se communiquant à l'abdomen, elles détachent, par la

A côté de l'équitation figurent les bains de mer comme une des meilleures prescriptions qu'on puisse faire aux convalescents.

Ces précautions régulièrement suivies, toute intempérie atmosphérique soigneusement écartée, les excès de table remplacés par une sobriété qui de longtemps ne doit comporter ni viandes fortes, ni aliments flatulents, pas plus qu'il n'est indiqué d'user des épices, du vin pur ou du café, etc. [1]. On verra la plupart des sujets se rétablir lentement mais sûrement, même en continuant de braver l'influence du climat où ils auront contracté la maladie.

pression et l'agitation continuelles qu'elles font éprouver aux intestins, tout ce qui leur adhère; elles expriment le sang épais et visqueux qui séjourne dans les vaisseaux sanguins; elles accélèrent la circulation dans les vaisseaux mésentériques et dans les petites ramifications de la veine porte, *où son cours s'est extrêmement ralenti :* elles dissolvent, par des ébranlements continuels, celui que la nature de la maladie et le séjour ont rendu concret. Par conséquent, elles détruisent les obstructions des glandes du foie, du pancréas, du mésentère et des intestins; elles favorisent l'action de la rate qui concourt à celle du foie. Enfin, de nombreuses expériences démontrent que l'exercice du cheval augmente la transpiration; par conséquent, en détournant les humeurs nuisibles et en les chassant par les pores de la peau, il est utile, non-seulement dans cette maladie, mais encore dans presque toutes les maladies chroniques. Ainsi voit-on que l'exercice du cheval guérit complètement des maladies qu'un très-grand nombre de remèdes avait à peine adoucies : lors donc que le malade pourra se soutenir à cheval, qu'il y monte tous les jours, *viresque acquirat eundo.*

[1] Je trouve si conforme au résultat d'une bonne observation les conseils que donne Huxam touchant le régime, que je vais les transcrire textuellement : «Lorsque les douleurs de la colique et de rhumatisme ont cessé, il faut commencer à nourrir un peu plus abondamment le malade; ayant soin d'éviter les aliments qui gonflent, ou de difficile digestion, de peur qu'ils ne dérangent les viscères qui sont encore faibles. Les gelées de sagou, celles de corne de cerf, ou celle de pied de veau, plus facile à préparer, les œufs, les panades, sont les aliments qui conviennent le mieux; on peut même en faire user au malade pendant tout le cours de la maladie, pourvu qu'on les donne en petite quanté, pour soutenir ses forces. La boisson doit être d'eau pure, ou quelque eau ferrugineuse, à laquelle on ajoutera, de temps en temps, un peu de vin blanc généreux; car tout ce qui est flatueux ou acide est très-contraire aux personnes attaquées de cette maladie, qui *revient* fort aisément pour peu qu'on commette quelque faute dans le régime. Les stomachiques chalibés sont très-propres pour redonner au sang ses qualités naturelles, et pour fortifier les viscères.

Telle est la conduite à tenir, quand la maladie, sans avoir été exempte d'une certaine intensité et de retours plus ou moins fréquents, a cependant suivi une marche décroissante. Mais quand la violence de cette affection, un traitement peu convenable, ou de grandes imprudences de la part du malade ont amené des symptômes plus redoutables, il faut en venir à l'emploi de moyens dont il n'a pour ainsi dire pas encore été question.

Le coma, l'épilepsie, la paralysie et le tremblement des membres représentent une série de phénomènes graves, inquiétants, et qui réclament, non pas précisément la médecine bornée du symptôme, mais cette lucidité de vues physiologiques et élevées sans laquelle on ne saurait ici obtenir le moindre résultat avantageux.

Ainsi, combattre soit par la saignée, soit par les sangsues, les divers degrés du coma, serait s'exposer à donner la mort. L'application d'un vésicatoire, couvrant le cuir chevelu ou la nuque, est un des meilleurs moyens que je connaisse. En pareille occurrence, j'aurais cependant aujourd'hui recours au cautère actuel appliqué au synciput. Le résultat *subit* que le feu m'a procuré dans les fièvres soporeuses et syncopales me fait émettre ici cette opinion en toute sûreté de conscience. Des moyens aussi énergiques, auxquels on peut joindre la cautérisation ou la vésication dorsale instantanée, ainsi que l'application des moxas à l'épigastre ayant été employés, on obtiendra de bons effets de la part des révulsifs portés sur le tube gastro-intestinal ou appliqués aux extrémités. Qu'on s'écarte de prescriptions aussi actives, et l'on sera simple comtemplateur d'un mal qui n'a que trop souvent mis la médecine en défaut.

Si les crises épileptiformes ne se compliquent pas de la faiblesse et surtout de la paralysie des membres, la saignée est indiquée; elle m'a réussi. Si, dans ce cas, les membres, exempts d'une débilité profonde, ne le sont pas de grandes et fortes douleurs, la saignée est encore plus de rigueur, elle fera souvent cesser un pareil état presque à l'instant même.

La paralysie, qui peut tenir à l'extension du mal, ou être le résultat d'imprudentes saignées, et aussi de transpirations intempestivement provoquées, commande l'administration soutenue de l'essence de térébenthine sous forme de looch; ce même médicament, employé en frictions chaudes sur les membres, n'est pas non plus sans action [1]. Mais de tous les agents qui m'ont le mieux réussi, c'est la strichnine employée aux lombes par la méthode endermique. L'alcoolat de cette substance demande encore à être prescrit en embrocations tout le long de la colonne vertébrale, ainsi que sur toutes les autres parties frappées de débilité.

La dyspnée, ainsi que je l'ai déjà dit, veut l'application d'un large vésicatoire entre les épaules, emplâtre qu'on panse avec la strychnine, en même temps que l'on fait des frictions éthérées sur la poitrine, et qu'on donne des potions et des lavements également éthérés; car on conçoit bien qu'en attendant l'effet des cantharides on ne peut rester longtemps spectateur d'un état qui compromet la vie d'une manière si imminente.

Quant au tremblement des membres, le remède que j'y

[1] « Les remèdes que j'ai trouvés les plus propres à dissiper les douleurs rhumatiques, lorsque le mal a gagné les membres, sont le cinabre, la gomme de Gayac, la teinture d'antimoine, des potions faites avec la *térében-thine* ou le baume de *copahu,* qui sont aussi très-bons contre les affections paralytiques; mais surtout quelques petites doses de calomélas, répétées de temps en temps. Notre célèbre Musgrave, l'ornement de la médecine anglaise, le prescrivait à la dose de deux ou trois grains. Je joins souvent au calomélas un peu de camphre, qui, étant composé de parties très-subtiles, pénètre dans les petits vaisseaux, donne des ailes au mercure, et en augmente l'activité. » (HUXAM.)

Quelle que soit l'autorité d'Huxam, j'engage le lecteur à tenir compte des remarques que, plus haut, j'ai faites touchant l'emploi de ce dernier médicament. Certes, ce n'est pas moi qu'on accusera de douter des vertus du calomel; mais, bien que cette substance m'apparaisse comme une des ressources les plus précieuses de la thérapeutique, je n'en reconnais pas moins les inconvénients, alors qu'on en fait un usage banal et irréfléchi.

oppose avec le plus de succès est le sulfure de potasse en bains. Mais ce serait tronquer la thérapeutique applicable à la colique végétale que de ne pas mentionner la valeur et l'opportunité des moyens anti-phlogistiques, moyens qui, à eux seuls, représentent toute la médication que quelques médecins opposent à cette maladie.

Ce que nous pressentons déjà sur la nature de la maladie nous indique assez que les premiers secours ne sauraient être pris parmi les agents débilitants ; et, en effet, toutes les épreuves qui en furent faites sous mes yeux et quelquefois répétées par moi-même, n'ont conduit qu'à des résultats fâcheux ou du moins négatifs.

Je me rappellerai toujours que ce fut en pareille occurence, ayant été appelé en consultation près de M. Robert, ancien officier de marine, que j'ouvris l'idée, les anti-phlogistiques n'ayant fait que du mal et même beaucoup, de rétablir la circulation en excitant vivement le cœur à l'aide d'un large vésicatoire appliqué aux lombes, moyen qui, selon moi, devait aussi rompre le spasme qui semblait enchaîner tous les actes physiologiques des viscères abdominaux. J'augurai si bien de ma prescription, que je ne balançai pas à promettre le soulagement sitôt que les cantharides feraient sentir leur aiguillon. En effet, le vésicatoire triompha bientôt du spasme, releva le pouls, amena toutes les évacuations et sécrétions qui étaient suspendues, et rendit enfin fructueuse la médication narcotique, qui, jusque-là était restée sans action aucune. Le rétablissement du malade fut des plus prompts ; de plus il cessa, dès cette époque, de voir reparaître des coliques qui semblaient vouloir s'opposer à ce qu'il continuât d'habiter la Guyane.

C'est aussi de cette époque que date l'attention soutenue que je porte à un état morbide qui me semble si peu déterminé par les auteurs, et qu'il faut cependant s'accoutumer à considérer comme *une des grandes calamités,* non-seulement de la Guyane, mais de la généralité des pays inter-tropicaux.

Dans les cas ordinaires, c'est-à-dire quand l'inflammation ne préexiste pas à la névralgie, et qu'elle ne vient pas la compliquer avec une soudaineté inaccoutumée, les seuls moyens tempérants dont il convient d'user au début ne consistent que dans les bains et les fomentations. Les lavements émollients restent toujours sans effet et peuvent même augmenter le spasme et l'engouement du gros intestin[1]; ceux qui sont narcotiques ne procurent que rarement de l'amélioration.

On conçoit que si l'inflammation a précédé la névralgie proprement dite, ou qu'elle vienne tout à coup la compliquer, il faut développer plus d'énergie et de vigueur dans le traitement anti-phlogistique. Quant à la saignée du bras, elle est rarement indiquée en ce sens que le tempérament éminemment sanguin est peu disposé à la colique végétale, et que l'inflammation des voies digestives se trouve plus favorablement combattue par les sangsues appliquées *loco dolenti*. Cependant la marche par trop rapide de la névralgie, son excessive intensité pouvant engendrer dans un temps très-court l'irritation du centre cérébro-spinal, on doit, s'il paraît menacé, ouvrir la veine sans trop débiliter l'économie, conduite dont nous avons déjà plus d'une fois signalé l'inconvénient[2]. Notre dernier mot sur la phlébotomie sera pour aver-

---

[1] « Lorsque les lavements émolliens, laxatifs ou faiblement purgatifs sont retenus, l'abdomen se tend, les douleurs augmentent. » (CHABEAUD, thèse déjà citée.)

[2] « J'avoue qu'avant de connaître la nature de cette maladie, je fis saigner quelques-uns de mes malades, dans la vue d'adoucir les douleurs atroces qu'ils souffraient; mais les effets ne répondirent point à mon attente; car ils tombèrent presque tous en syncope; j'ai aussi éprouvé ce qu'elle pouvait produire dans la douleur des membres et du dos, mais avec aussi peu de succès : le plus souvent même elle aggravait le mal. Presque tous ceux à qui on tira une grande quantité de sang devinrent paralytiques; ils perdirent entièrement la force et le mouvement des mains, et n'en recouvraient l'usage qu'au bout d'un temps considérable; et, ce qu'il y avait de plus fâcheux, quelques-uns restaient perclus jusqu'à ce temps. Le moindre accident qui suivait cette erreur était une tumeur hydropique au pied; par conséquent, on ne doit prescrire la saignée qu'avec beaucoup de réserve. Supposez qu'on doive la prescrire à quelqu'un qui serait pléthorique, il faut le faire au commencement de la maladie; car, dans cette maladie, comme dans

tir que les cas où elle devra précéder les agents pertubateurs et évacuatifs doivent être considérés comme fort rares, et se rattachant à des individualités tout à fait exceptionnelles, à des complications graves, inusitées au début, enfin à des influences relatives au génie épidémique ou à la très-grande intensité des causes inhérentes aux climats et aux localités.

L'opportunité reconnue pour les moyens débilitants ne coïncide donc le plus ordinairement qu'avec le moment où la lésion fonctionnelle, déjà prolongée, des viscères abdominaux a pu fomenter et organiser l'inflammation ; encore, quand on vient à en faire usage, faut-il que l'économie subisse simultanément l'effet des dérivatifs et des narcotiques, sans quoi l'anomalie nerveuse ne devient que plus intense et plus arbitraire. On serait toujours tenté, quand le malade accuse une forte douleur dans un point circonscrit de l'abdomen, de la combattre avec les sangsues, mais il faut savoir qu'à moins de signes non équivoques de phlegmasie, il est plus avantageux de recourir aux sinapismes sur le lieu même de la douleur.

Parmi les souffrances du malade, il en est cependant une qui réclame impérieusement les sangsues, je veux parler du sentiment de pesanteur vésicale, du ténesme et autres signes de strangurie.

En résumé, quand une fièvre forte, surtout si elle est accompagnée de délire, survient, ou que des crises épileptiformes, non compliquées de tendance à la paralysie, apparaissent, on doit avoir recours à la saignée du bras. De même, on combattra la phlegmasie des organes creux de l'abdomen avec les sangsues ou les ventouses scarifiées, les bains ou les fomentations émollientes.

Comme on vient de le voir, la médecine débilitante proprement dite n'est ici applicable qu'à certains symptômes, à quelques épiphénomènes ou complications graves. Recourir aux agents dont elle se compose pour combattre la colique vé-

toutes les autres, les malades soutiennent mieux la saignée avant qu'après l'usage de l'opium. » (HUXAM, ouvrage déjà cité.)

gétale, c'est méconnaître le génie d'une affection qui mérite de fixer l'attention des meilleurs observateurs ; car, malgré l'étude longue et fort attentive que nous en avons faite, nous ne prétendons pas l'avoir mise dans tout son jour, trop heureux si nous en avons quelque peu éclairé les ténèbres, débrouillé le chaos !

Traitement prophylactique. — La colique végétale est une des affections qui font on ne peut mieux ressortir la justesse de cet axiome de Bordeu : que la convalescence est encore une maladie où prédomine l'excès de sensibilité et la diminution de contractilité organique. De là déduisons, s'il se peut, quelques vues applicables à la maladie dont nous voulons affermir la convalescence et prévenir les rechutes.

Pour la prophylaxie, comme quand il s'agit du traitement, on trouve la plus grande dissidence entre les auteurs. Ceux qui attribuent la colique végétale aux fruits et à certaines boissons ne manquent pas, on le pense bien, d'en proscrire l'usage ; tandis que ceux qui la rapportent aux influences météorologiques mettent en première ligne les conseils relatifs à ce genre de causes. Quelle que soit la théorie des uns et des autres, tous recommandent un régime sévère pendant la convalescence, tellement l'expérience démontre ici l'immense susceptibilité des organes digestifs, profondément lésés, et dans le système nerveux qui les anime, et parfois dans l'une ou plusieurs des membranes ou tissus qui les composent.

Pour nous, qui rapportons cette maladie à l'action de causes presque exclusivement atmosphériques, nous donnons le conseil de bien se couvrir, de s'envelopper de laine de la tête aux pieds ; et, bien que l'exercice en plein air nous apparaisse comme un des meilleurs moyens de consolider et d'affermir la convalescence, nous ne permettons pas à nos malades de s'y livrer, alors que la plus légère intempérie est à redouter.

L'air frais du soir et du matin sera donc soigneusement évité. Pendant le sommeil, qu'il faut prolonger autant que possible pour favoriser le retour de l'embonpoint et permettre aux actes organiques de reprendre toute leur intégrité, on aura soin d'être assez couvert pour échapper à toute transition de température pendant les fraîches, variables et longues nuits des tropiques.

Les bains devront être pris exactement tièdes ; il peut être indiqué d'y ajouter du vinaigre, des plantes aromatiques ou du sulfure de potasse.

Les frictions seront douces et onctueuses, rien ne devant tendre à exciter l'enveloppe cutanée.

Manger peu, bien triturer les aliments, donner la préférence à ceux de facile digestion, mais en même temps suffisamment alibiles, n'arriver que graduellement et avec beaucoup de prudence aux substances animales. Alors faire usage de très-bon vin vieux de Bordeaux, que d'abord on prendra coupé d'eau gommée ou sucrée, puis pur et sans mélange. Si le lait est bien digéré, c'est un aliment des plus convenables. L'eau de seltz, la bière affaiblie plaisent et conviennent à ceux qui relèvent de la colique végétale.

L'usage modéré de boissons légèrement aromatiques, de pilules toniques et ferrugineuses peut être conseillé. On doit toujours avoir, le ventre libre et bien ouvert, et si l'on n'obtenait cet avantage par les moyens hygiéniques appropriés, il faudrait user assez fréquemment de doux laxatifs, avec plus de réserve et d'une manière moins itérative des substances qui ne purgent qu'en irritant.

Éviter les grands travaux intellectuels, s'attacher à dissiper l'ennui et la mélancolie, fuir toute cause débilitante, résister à tout plaisir énervant, changer d'air et, si l'on peut, prendre les eaux où dominent le soufre et le fer, tel est, avec les bains de mer et l'exercice à cheval, l'ensemble des moyens dont j'ai fait une heureuse application, ou que l'analogie et l'expérience des grands maîtres doit faire considérer comme propres à ramener l'économie à un état définitivement normal, et à la défendre, autant que possible, du retour d'une maladie on ne peut plus douloureuse et déplorable, puisqu'elle peut vous rendre valétudinaire et impotent pour le reste de vos jours.

OBSERVATIONS PARTICULIÈRES.

Si la description générale qu'on vient de lire laisse beaucoup à désirer, si elle manque de cette verve et de ce coloris dont les grands maîtres seuls savent animer et vivifier leurs œuvres, nous osons espérer que quelques-uns des vices et défauts qu'elle présente pourront être atténués par les observations particulières qu'on va lire. Par là, nous n'entendons pas dire que ces dernières soient complètes ; adonné avec zèle à l'observation, nous en apprécions trop bien les difficultés, nous en connaissons trop bien les nombreux écueils, pour penser que nous ayons vaincu les unes et évité les autres. Le seul mérite que nous croyons apercevoir dans ces observations est leur *priorité* dans l'histoire de la maladie à laquelle elles se rattachent.

On ne rencontre, dit M. Mérat, dans les auteurs qui ont écrit sur la colique végétale, *aucune observation particulière* de cette maladie ; cependant, elle eût plus éclairé, elle seule, que toutes les descriptions générales.

Nous ignorions cette circonstance, quand nous nous attachions à recueillir, jour par jour, les symptômes offerts par nos malades, convaincu qu'on ne saurait produire une monographie dont la base n'aurait pour appui un assez bon nombre d'observations particulières. Celles que nous offrons ici ne sont pas, nous le savons, des chefs-d'œuvre d'étude clinique, comme elles pêchent peut-être plus encore d'après ces canevas fictifs ou arbitraires dont l'esprit scolastique aime à surcharger la science, sans qu'il en résulte souvent un profit réel pour la pratique. Quoi qu'il en soit, nous ne pensons pas que les tableaux que nous allons exposer soient complétement dénués d'intérêt.

Il nous eût été loisible de cumuler ici plus de cent ob-

5 .

servations comme celles que nous publions, mais nous avons
pensé que, bien qu'une pareille masse de faits ne soit pas sans
valeur statistique, il est bien peu de lecteurs qui aient la patience de les *étudier* ni même de les examiner en courant.
Alors, à quoi bon flanquer un texte, qui ne saurait être étendu, d'un énorme volume dont l'enfantement est accusé d'a-
voir peu coûté au génie de l'auteur, et dont la mise en scène
semble entachée de quelque charlatanisme?

Telle étant notre manière de voir, nous nous sommes borné
à une vingtaine d'observations, nombre suffisant pour présenter la maladie selon ses phases et nuances principales, selon
ses complications et ses anomalies. D'ailleurs, pourquoi eus-
sions-nous été plus loin dans un travail que nous ne considérons nous-même que comme une ébauche, dans une étude
que nous savons n'avoir qu'effleurée?

Dans le nombre considérable d'observations où nous
avions à choisir, nous aurions pu donner la préférence aux
cas qui mettent en saillie les avantages du traitement que
nous suivons; nous avons à bien dire fait le contraire, ou
du moins, si nous avons produit quelques-unes des observations favorables à notre méthode, nous n'avons pas écarté
une seule de celles qui, en faisant connaître la plus grande
intensité du mal, devaient aussi le présenter comme parfois
réfractaire à nos prescriptions.

Nous mettons en première ligne les cas graves ou marqués
du sceau de l'opiniâtreté, attendu qu'ils sont les plus propres
à donner une idée complète de la maladie. Viennent ensuite
ceux de moindre intensité, qui, exempts de complications,
ont pour avantage de mieux se prêter aux rapports de thérapeutique rationnelle qu'on aime à rencontrer entre une maladie et les moyens qu'on lui oppose.

Pensant qu'il n'est pas sans intérêt, dans l'étude des maladies qu'on observe aux colonies, de mentionner si elles sont
exclusives à la race blanche ou si elles lui sont communes avec
les races colorées, nous avons relaté deux observations qui

établissent **que** les nègres sont, comme nous, sujets à la colique végétale.

PREMIÈRE OBSERVATION.

4 décembre 1834. — Cette observation, dont le tableau égaré ne me permet pas de la retracer ici avec détail, nous présente le sujet comme ayant offert jusqu'à cinq rechutes, après lesquelles il s'est parfaitement rétabli, quoiqu'ayant continué son séjour dans la colonie. M. L***, employé à l'imprimerie du gouvernement, vingt-huit ans, tempérament bilioso-nerveux, acclimaté, abusant depuis quelque temps des plaisirs vénériens, se sent pris de colique végétale. Chez lui la maladie ne débute pas d'une manière brusque et intense, les prodromes en sont assez prolongés, aussi tarde-t-il à entrer à l'hôpital, où il nous arrive ayant déjà perdu de son embonpoint et présentant un facies sensiblement altéré.

Depuis douze à quinze jours que l'invasion s'est manifestée, M. L*** n'a eu qu'une seule évacuation alvine, dont il compare la matière à des crotins de brebis; cette défécation fut accompagnée d'épreintes et un peu sanguinolente. Le sommeil, court et non réparateur les premiers jours, a entièrement fui; de là lassitude générale, abattement extrême, commencement de nostalgie et comme d'hébétude, en un mot l'état du malade tient de la chronicité; l'ictère est prononcé, la peau flétrie, le pouls petit, grêle et fébrile; les urines ardentes, difficiles à émettre, coulent de telle sorte que le malade croit présenter un rétrécissement urétral, il dit avoir les reins roides, les membres pris de rhumatisme, le corps sensible à la moindre transition atmosphérique; il a vomi, à deux ou trois reprises différentes, d'abord des glaires, puis une bile verte et très-abondante.

Tenant compte de l'époque et de la marche de la malade, l'émétique fut administré à M. L***, puis l'aloès et le calomel;

les boissons commencèrent par être délayantes, diurétiques et enfin sudorifiques. Les bains de sulfure de potasse, ceux de vapeurs sulfureuses furent employés : on ne négligea ni le quinquina, ni le baume du Pérou; un régime convenable fut suivi pendant les vingt jours que M. L*** passa en observation à l'hôpital, après qu'il fut, en apparence, guéri.

Ma pensée est que son rétablissement se fût maintenu, si la première cause qui le fit tomber malade ne se fût pas reproduite; mais, sollicitée par une Messaline exigeante et despote, la disposition génésique, chez lui presque anéantie, reparut pour se montrer tyrannique et funeste. Il rechuta avec plus de violence qu'il n'avait été atteint la première fois; son traitement fut le même, seulement le vésicatoire fut appliqué aux lombes, prescription que le malade n'accueillit qu'alors qu'il vit la paralysie des membres plus qu'imminente. Avant de ressortir de l'hôpital, il eut comme un retour léger des symptômes qui l'y avaient amené, mais cette simple crise fut bientôt enrayée.

Plus d'un mois s'écoula avant la troisième rentrée de M. L*** à l'hôpital; il y resta environ quarante jours, fut moins malade qu'à la seconde attaque.

Enfin, rentré encore deux fois, il n'y fit qu'un court séjour : la fâcheuse saison des vents de N. tirait à sa fin, la terrible maîtresse quittait la ville pour les quartiers, M. L*** était acclimaté; il était jeune et assez vigoureux, il se rétablit on ne peut mieux, après avoir usé des bains de mer et de l'équitation.

Réflexions. — Cette observation, bien qu'elle manque de détails journaliers, j'ai cru devoir la rapporter ici pour prouver l'influence du coït abusif sur un individu même acclimaté, et, pour ainsi dire, exempt des intempéries atmosphériques qui pèsent à un plus haut degré sur d'autres professions que celle de M. L***.

On voit en outre que, malgré le retard qu'a mis le sujet à

réclamer nos soins, lors de la première atteinte du mal, le traitement s'est cependant montré efficace.

Enfin paraissent avoir contribué à son rétablissement définitif les circonstances plus haut signalées, et dont il est essentiel de tenir compte, comme il ne faut pas non plus laisser passer inaperçu que la profession d'*imprimeur* exercée par M. L*** pouvait faire croire à la colique *métallique*. Cette erreur de diagnostic je l'ai vu commettre pour le nommé Vigneron, ouvrier forgeron employé à la réparation du bateau à vapeur *la Louise*. Le maître mécanicien de ce navire, également pris de colique végétale, fut traité pour la colique métallique. Qu'on demande aujourd'hui à ces individus s'ils bénissent le médecin qui les a administrés? L'un, le mécanicien a quitté la colonie dans un état déplorable, l'autre y est resté, mais atteint d'un tremblement continuel des extrémités supérieures, de flexion avec une faiblesse des poignets et des phalanges, très-voisine de la paralysie.

Ce dernier sujet, de nouveau atteint après deux ans de colique végétale, s'est promptement rétabli; et je puis ajouter que, traité par de nombreux vésicatoires opiacés et strychninisés, il avait repris un plus libre exercice de ses mains, jadis à peu près paralysées.

Relativement à ce nommé Vigneron, revenons sur cette remarque, que lorsqu'on a une première fois été atteint de la colique végétale, on y reste indéfiniment et pour le reste de ses jours on ne peut plus prédisposé.

DEUXIÈME OBSERVATION.

Décembre 1833. — M. B***, embarqué sur la goëlette *la Philomèle*, âgé d'environ vingt-quatre ans, d'un tempérament bilieux, d'une constitution médiocre, abusant depuis quelque temps des boissons alcooliques et s'épuisant par le coït, éprouve, avec lenteur et intermittence, les prodromes de la colique végétale; aussi n'y porte-t-il qu'une faible attention et ne modifie-t-il sa manière de vivre que les jours où le mal s'exaspère. Les premiers soins qu'il voulut bien recevoir lui furent administrés par les femmes du pays; peu satisfait de leur traitement et ne s'en trouvant à la vérité que plus mal, il entre à l'hôpital.

Invasion datant de quinze à vingt jours, pendant lesquels il y a eu des rémissions plus ou moins prolongées, il faut ajouter plus ou moins lucides, le sujet étant d'une insouciance qui tient de l'abrutissement; un dernier paroxisme très-violent a pu seul déterminer son entrée à l'hôpital, enchaîné qu'il était chez lui par les douceurs du tafia et les voluptés d'une Messaline surannée.

Aujourd'hui, le facies est grippé, le teint d'un jaune verdâtre, l'amaigrissement est sensible, la peau est chaude et aride, le pouls tendu, fort et fréquent; la langue, chargée d'un enduit jaunâtre, montre un limbe enflammé; la soif est considérable, l'appétit nul, la région épigastrique est brûlante au toucher, très-douloureuse à la pression, l'abdomen est tendu dans son ensemble; depuis cinq jours la constipation est absolue, les membres sont agités et frémissent comme dans le *délirium tremens*. — Prescription : Diète, eau gommée, trente sangsues à l'épigastre, fomentations émollientes, frictions avec l'huile de morphine sur l'abdomen, les lombes et les membres, un julep diacodé pour la nuit.

2ᵉ jour. —Soif diminuée, langue moins rouge sur les bords, le malade n'a goûté aucun instant de repos pendant la nuit, l'agitation a été grande, il y a même eu un peu de délire, la région épigastrique est moins douloureuse à la pression, mais le ventre est plus tendu que la veille; deux lavements émollients, administrés cette nuit, n'ont amené aucune évacuation, et n'ont eu pour résultat que de fatiguer le sujet, dont le pouls, quoique moins fort et moins tendu qu'hier, est encore fébrile. — Prescription : Eau gommée, quarante sangsues entre l'épigastre, la fosse iliaque droite et l'anus, onctions d'huile de ricin et de croton tiglium sur l'abdomen, cataplasmes chauds sur cette région, un lavement avec l'huile de ricin sur les deux heures de l'après-midi, infusion de tilleul édulcorée avec le sirop de morphine pour la nuit.

3ᵉ jour. — A un peu reposé cette nuit, diminution sensible dans les symptômes gastriques, moins de tension à l'abdomen, fièvre presque éteinte, mais malaise général, pesanteur des membres, urines rares, selles nulles. — Prescription : Tisane de chiendent, aloès 6 grains, calomel 4 grains, savon médicinal *Q. S.,* quatre bols à prendre à une heure d'intervalle. Pour ce soir, lavement avec aloès 6 grains, calomel 4 grains, opium 1/2 grain, véhicule 6 onces. — Continuer les autres moyens accessoires.

4ᵉ jour. — Sommeil presque nul, agité par de violentes coliques à l'approche du jour; un bain de siége a soulagé momentanément, des sinapismes promenés sur l'abdomen ont aussi amené quelques rémissions; il y a eu des nausées, mais les pilules n'ont pas été rejetées, le lavement a pu être conservé. — Prescription : Petit-lait tartarisé avec 2 onces, à deux heures de l'après-midi, un lavement fortement purgatif; le soir un julep diacodé avec une once.

5ᵉ jour. — La médication d'hier a eu son effet; après le lavement purgatif, selles nombreuses; les premières matières, peu abondantes, ressemblaient à des crotins de chèvre entièrement desséchés; celles qui ont suivi, quoique encore dures et globuleuses, étaient accompagnées de beaucoup de bile spumeuse; une quantité énorme de gaz s'est échappée par haut et par bas; cette longue opération accomplie, le malade s'est profondément endormi et a beaucoup transpiré.

Ce matin, la détente est générale, le bien-être renaît, le pouls offre une légère fréquence, mais il est superficiel et régulier, le malade demande du bouillon. — Prescription : Bouillon de poulet très léger, petit lait nitré, un grand bain chaud vinaigré; à huit heures du soir quatre grains d'aloès et deux de calomel, julep diacodé; pour demain matin huit heures, un lavement avec la manne et l'huile de ricin.

6ᵉ jour. — Sommeil de presque toute la nuit, aucune douleur abdominale, pesanteur des membres entièrement dissipée, trois selles liquides, urines abondantes, demande d'aliments. — Prescription : Soupe de poule au vermicelle, infusion d'oranger gommée, un lavement émollient, un bol d'aloès et de calomel ; ce soir, julep anodin.

7ᵉ jour. — Le malade, se disant parfaitement bien, a refusé la médication, s'est procuré à manger, et son nègre, lui ayant clandestinement apporté du *tafia*, il en a bu à *son habitude !* Aussi, retour de la fièvre, le délire succédant à l'ivresse, les membres de nouveau agités de mouvements convulsifs, le ventre s'est promptement ballonné, les urines ont à peine coulé, il n'y a plus eu de selles. — Prescription : Eau pure pour tisane, onctions camphrées et opiacées sur l'abdomen, cataplasme chaud sur cette région, lavement d'huile et de miel, un bain de siége, un julep anodin pour la nuit.

8ᵉ jour. — On ignore si le malade a mangé, mais il s'est encore abreuvé de tafia par les soins obligeants de son nègre, serviteur qu'on juge à propos d'éloigner. Aujourd'hui le délire est furieux, la fièvre ardente, le facies décomposé, les membres sont jetés çà et là, on voit qu'ils sont privés d'énergie et de vigueur ; les poignets et les phalanges sont dans un état de flexion opiniâtre et comme de contorsion ; si on soulève les bras, ils retombent lourdement ; le malade marmotte constamment des phrases sans suite ; il éprouve de temps à autre des terreurs paniques ; une fois il s'est mis à genoux sur son lit et a uriné dans les draps ; on est obligé de le faire surveiller par plusieurs infirmiers. — Prescription : Infusion de corossol, potion avec l'acide boracique, une saignée de 16 onces, trente sangsues en fontaine sur l'abdomen, frictions opiacées, fomentations émollientes, onctions sur les membres avec l'huile de térébenthine opiacée, un lavement purgatif à deux heures de l'après-midi, vésicatoires aux jambes.

9ᵉ jour. — Amélioration dans l'état général, bien que la

fièvre n'ait pas entièrement cédé; le délire n'existe plus, il y a eu une évacuation alvine très-copieuse, les urines ont coulé comme par regorgement; le malade se plaint de coliques passagères, il semble avoir perdu tout mouvement; les membres thoraciques sont appliqués contre le tronc, d'où il n'est pas facile de les éloigner; les inférieurs sont dans un état d'insensibilité presque complète; la peau est rugueuse et comme chagrinée sur toute l'habitude du corps; une odeur fétide s'exhale du lit du malade. — Prescription : Diète, petit-lait nitré, une saignée de 12 onces, le reste *ut suprà*.

10ᵉ jour. — Le mieux continue, presque plus de fièvre, mais la paralysie persiste et les coliques reviennent encore de temps à autre; il y a eu trois selles, éjection régulière et facile de l'urine, peu de tension abdominale. — Prescription : Bouillon de poulet, petit-lait simple, deux bols d'aloès et de calomel à prendre dans la soirée, un lavement purgatif, frictions avec l'essence de térébenthine sur les membres, avec la pommade camphrée et opiacée sur l'abdomen, un double vésicatoire aux lombes.

11ᵉ jour. — Sommeil cette nuit, plus de fièvre ni de coliques, la peau se couvre d'une éruption pointillée qui ressemble parfaitement aux piqûres de puces, elle est d'une sensensiblité vive au toucher; l'odeur désagréable qu'exhalait le malade s'est affaiblie; le sujet dit éprouver un bien-être intérieur qui semble lui présager le retour prochain de toutes ses facultés, il a pu exécuter quelques mouvements des membres inférieurs, les bras sont appliqués avec moins de rigidité contre le tronc, le ventre est lâche et bien ouvert, les urines s'échappent sans peine et avec assez d'abondance. — Prescription : Tapioka au lait, lait coupé pour tisane, le soir looch térébenthiné avec 4 gros, friction avec cette essence sur les membres, panser le vésicatoire lombaire avec 1/2 g. d'acétate de morphine matin et soir.

Il serait maintenant fastidieux de formuler cette observation jour par jour; qu'il nous suffise de relater ici qu'en continuant pendant plus d'un mois ce genre de traitement d'une manière décroissante, et en le modifiant selon les indications symptomatiques, en nous aidant des bains de vapeurs sulfureuses et des frictions avec l'alcool de noix vomique, nous avons, après plusieurs rechutes ou exacerbations, conduit ce malade à un rétablissement complet. Seulement, il a conservé pendant des mois encore de la faiblesse aux jambes, une sorte d'agitation dans les membres supérieurs, et une attitude insolite de l'épaule droite, qui est longtemps demeurée surbaissée.

Nous ne l'avons retrouvé exempt de tout reliquat d'une maladie qu'avaient provoquée ses habitudes, qu'après les avoir totalement abandonnées et fait un voyage par mer aux colonies anglaise et hollandaise de la Guyane.

RÉFLEXIONS. — Il est remarquable que chez M. B*** la colique végétale, ayant offert pour cause des agents d'une nature plus qu'excitante, elle s'est vue, dès le début, compliquée de gastro-entérite avec exaltation du système nerveux cérébral, circonstance qui n'eût pas manqué de voiler aux yeux de l'observateur nouveau la névrose du système ganglionnaire. Il nous a donc fallu employer les anti-phlogistiques avec une certaine énergie; l'opium aussi devait intervenir à plus haute dose pour calmer l'effet tumultueux des alcooliques. Il fallait même se hâter de l'employer après les saignées, pour éviter que celles-ci ne fussent nuisibles à ce commencement de *délirium tremens* que présentait le sujet.

L'erreur de diagnostic, consistant à ne pas s'apercevoir de la gastro-entérite, eût pu coûter la vie au malade; celle relative à la colique végétale méconnue n'eût pas manqué de rendre le sujet impotent pour le reste de ses jours.

Nous avons en quelque sorte été très-heureux d'éviter ici tout ce que le diagnostic pouvait avoir d'obscur et d'insidieux, car nous n'étions encore à cette époque qu'au début de nos études cliniques sur la colique végétale.

Nous nous flattons que la promulgation de cet opuscule aura au moins pour résultat d'attirer l'attention des médecins tropicaux sur une maladie qui, dans la zone où ils sont placés, se montre plus ou moins endémique, sévit avec plus ou moins d'intensité. Que notre faible travail atteigne ce but si désirable, et nous ne regretterons pas d'y avoir consacré quelques veilles.

TROISIÈME OBSERVATION.

14 février 1835. — **Le nommé N*****, aide-timonier à bord de la goëlette *la Béarnaise,* âgé de vingt-sept ans tempérament nerveux, constitution faible, esprit timide, porté à la nostalgie, atteint de bronchite chronique, dans la colonie depuis huit mois.

Causes. —Refroidissement prolongé pendant le quart de minuit à quatre heures, dont une partie se passe à dormir sur le pont.

Invasion. — Pâleur remarquable de la face, étiolement de toute l'habitude du corps, abattement considérable, tronc fléchi par la douleur abdominale, peau aride, température élevée, pouls difficile à palper, il est sourd, lent et inégal; langue d'un blanc sale, légèrement muqueuse; soif, perte de l'appetit, douleur épigastrique assez vive, sentiment de torpeur et d'embarras dans tout l'abdomen qui est légèrement ballonné, la pression est douloureuse, et cependant le toucher abdominal calme les douleurs; il y a constipation absolue depuis quatre jours, urine rare, s'échappant avec peine, elle est blanche et limpide; lassitude générale, membres abdominaux entièrement résolus, douleur dans les coudes, insomnie, crainte de la mort, yeux larmoyants, plaintes incessantes. — Diète, orge nitré, morphine 1/2 grain dans 2 onces d'infusion de corossol, *illicò.* Aloès, g. xij, calomel, g. vj, savon médicinal *Q. S.* faites six bols à prendre un d'heure en heure; bains de siége vinaigrés, répétés à chaque paroxisme de douleur, frictions avec la pommade opiacée et camphrée, fomentations émollientes sur l'abdomen, frictions sur les membres avec l'essence de térébenthine tiède et opiacée.

2e jour de traitement, 5e d'invasion. — Un peu de sommeil cette nuit; douleur moindre, mais abattement plus profond; pas d'évacuations alvines, peu d'urine péniblement émise, ensemble du malade indiquant la médication évacuante. — Diète : à prendre *illicò*, aloès 6 grains, calomel 4 ; après quatre heures de cette médication, petit-lait, une pinte, avec deux onces de crème de tartre soluble; trois heures après, un lavement avec manne, ricin et glauber, ana 1 once, séné 2 gros; le lavement rendu, bain de siége vinaigré, frictions opiacées, fomentations émollientes, pour le soir julep anodin.

3e jour de traitement, 6e d'invasion. — Le malade a été évacué deux fois, il a mieux uriné, reposé la nuit, grande détente, douleurs devenues supportables, facies meilleur. — Prescription : Bouillon de poulet, petit-lait nitré, bains de siége vinaigrés, fomentations émollientes; dans l'après-midi, aloès, 4 grains, calomel, 2 grains; le soir, potion morphinée.

4e jour de traitement, 7e d'invasion. — Nuit bonne, trois selles, urines plus faciles et plus abondantes encore, mieux progressif. — La même prescription : ajoutez un peu de vermicelle au bouillon de poulet.

5e jour de traitement, 8e d'invasion. — Sommeil troublé par le retour de quelques-unes des douleurs déjà éprouvées, celle du rachis ajoutée aux antécédentes; pas d'évacuations, le pouls nerveux et offrant les caractères propres au mal. — Diète, petit-lait pour boissons; aloès, 8 grains, calomel, 4 grains. — Faites 4 bols à prendre d'heure en heure, bains de siége vinaigrés, potion de morphine la nuit; pour demain matin, petit-lait avec crème de tartre, 2 onces pour une pinte.

6e jour de traitement, 9e d'invasion. — Meilleure nuit, une selle ce matin. — Prescription : A continuer le petit-lait tartarisé, à midi un lavement fortement purgatif, pour le soir infusion de tilleul morphinée; continuation des autres moyens auxiliaires.

7e jour de traitement, 10e d'invasion. — Le malade a eu plusieurs selles, a bien reposé, se trouve beaucoup mieux, demande à manger. — Prescription : Bouillon d'herbes, petit-lait nitré, un grand bain vinaigré ; le soir, aloès, 4 grains, calomel, 2 grains, potion de morphine.

8e jour de traitement, 11e d'invasion. — Le mieux se soutient, *semblant* de convalescence pendant une période de dix jours ; ce temps écoulé, rechute soudaine et intense après avoir été se mettre à l'ombre froide et glaciale de l'énorme tamarinier qui orne la cour de l'hôpital.

Cette fois, les symptômes déjà exposés présentent une force remarquable et plus de résistance à la médication ; ils ne cèdent qu'au troisième jour d'une thérapeutique énergique dont fait partie le vésicatoire appliqué aux lombes et pansé avec la morphine. Pendant l'intensité de cette crise, qui ne fut close et terminée que vers le 10e jour, à partir de son invasion, la physionomie du malade exprimait une anxiété indéfinissable, ce pauvre diable larmoyait sans cesse et pleurait à la première question qu'on lui adressait sur son état.

Douze jours viennent de s'écouler dans un de ces simulacres qui nous sont maintenant familiers. Cette connaissance acquise, il serait fastidieux de retracer ici chaque symptôme jour par jour ; qu'il nous suffise donc de savoir que le sujet offre maintenant une forte fièvre, un délire loquace et une physionomie bizarre ; les membres inférieurs sont paralysés, les supérieurs tremblottants et incapables d'aucun mouvement régulier, le ventre est horriblement ballonné, la respiration est rare et difficile, il n'est à bien dire plus question d'évacuations alvines, les urines s'échappent rarement et à l'insu du malade qui ne s'occupe plus qu'à résoudre, *en délire,* des problèmes mathématiques.

Malgré l'intensité de la fièvre, l'apparition des crises épileptiformes, et cet état de démence que nous venons de signaler, nous nous abstenons de pratiquer la saignée, vu la paralysie toujours croissante, vu l'affaiblissement radical de tout l'organisme, comme le démontrent et l'étiolement des muqueuses et la débilité de toutes les fonctions végétatives.

Le traitement évacuant et puissamment dérivatif nous paraissant ici le meilleur, nous ordonnons : vésicatoire volant appliqué sur la tête et sur toutes les régions de l'échine, ces derniers pansés d'abord avec de la morphine, puis avec la strychnine ; l'aloès figure régulièrement dans les lavements du soir, le jour on en donne de fortement drastiques. Nous avons renoncé au calomel, attendu l'appauvrissement du sang et le tremblement des membres supérieurs; l'essence de térébenthine se prend tous les matins dans un looch, la morphine constitue le julep du soir, etc.

Dans les derniers temps, nous avons fait usage de la strychnine à l'intérieur, notre malade était couvert de laine de la tête aux pieds, il usait des bains avec le sulfure de potasse; de temps à autre, on le frictionnait avec l'essence de térébenthine laudanisée. A l'aide de pareils moyens, nous le fîmes arriver à un état de convalescence qui paraissait devoir être durable, cependant nous engageâmes son commandant, M. le lieutenant de vaisseau Penaud, à ne pas s'opposer à ce qu'il permutât, pour retourner en France, avec un timonier de la corvette *l'Abondance*, événement qui lui a procuré une guérison radicale.

Le séjour de ce malade à l'hôpital a été de deux mois; il a présenté deux rechutes, et, chose remarquable, les crises, quoique ascendantes, ont cédé à l'énergie des derniers moyens employés. Le résultat ici obtenu, qu'on peut, sans trop de satisfaction de ses œuvres, classer parmi les succès, doit être entièrement rapporté au mode thérapeutique que nous suivons. La saison était contraire à une terminaison heureuse, le sujet était faible, maladif et nostalgique, il a offert les plus graves symptômes, et ceux-ci n'ont jamais résisté à l'opportunité de moyens hardis et vigoureux.

Certes, nous ne pensons pas avoir achevé et définitivement arrêté le traitement de la colique végétale; mais le bien instantané, qui si souvent a résulté de nos formules, nous porte à penser qu'elles ont quelque analogie avec les plus convenables de celles que réclame l'état pathologique le plus bizarre et le plus compliqué qu'il soit peut-être permis de rencontrer.

QUATRIÈME OBSERVATION.

27 septembre. — Voici venir une observation longue et qui réclame la patience du lecteur, car elle embrasse une période d'environ cinq mois. La manière dont les phénomènes morbides se sont engendrés ou compliqués, tout donne de l'intérêt à cette observation, que nous n'eussions accourcie qu'aux dépens de circonstances qu'il est bon de faire connaître, qu'en détruisant cette liaison et cet enchaînement qui rattachent des phénomènes qu'on croirait d'abord étrangers l'un à l'autre, tandis qu'il suffit d'indiquer leur transition pour les ramener à une cause commune, ou du moins pour les maintenir dans une mutuelle dépendance.

Coudray, sergent au 1er régiment de marine, âgé de vingt-huit ans, tempérament nerveux, constitution médiocre, dans la colonie depuis quatre ans, où il a contracté de nombreuses fièvres intermittentes, plus une pleuro-pneumonie du côté droit. Il revenait d'un quartier fort insalubre, la Gabrielle, où il avait été envoyé en détachement, lorsqu'il fut de nouveau attaqué de fièvre intermittente quotidienne.

27 septembre, malade depuis deux jours, teinte ictérique assez prononcée, facies exprimant la fatigue, sans fièvre actuellement, mais dit en avoir éprouvé deux accès accompagnés de nausées et d'un frisson prolongé qui débutait par le dos ; la langue est saburrale, la bouche est amère, il y a soif et inappétence complète, douleurs épigastriques s'étendant vers l'hypocondre droit, la pression de ces régions est douloureuse, le ventre est dur, les selles sont alternativement molles et très-consistantes, les urines épaisses et coulant difficilement ; les membres brisés, le corps abattu, le sujet se croit atteint d'une mauvaise fièvre, et songe avec effroi à

6

l'issue de sa maladie. — Prescription : Diète, eau gommée, 2 grains de sulfate de quinine d'heure en heure le jour, de quatre en quatre heures la nuit ; si l'accès survient, vingt sangsues à l'épigastre pendant la chaleur, moment où l'on administrera un lavement émollient.

Ainsi combattue, la fièvre a cédé vers le cinquième jour.

6ᵉ jour. — La fièvre ne reparaît plus, mais on observe : tension avec sentiment de plénitude à l'épigastre, coliques vagues, une selle dure et accompagnée de vives épreintes, amertume de la bouche, langue blanche et chargée, soif modérée, dégoût des aliments, le malade demande à vomir et préfère l'ipéca à l'émétique ; il a le pouls plein, dur, inégal, et d'une lenteur remarquable, la peau est légèrement aride, elle offre sa température normale. — Diète, eau pure pour boisson, potion vomitive avec 30 grains d'ipéca, infusion de feuilles d'oranger après l'ipéca, bain de siége, fomentations émollientes, lavements de même nature.

7ᵉ jour. — Hier, à la suite de l'ipéca, vomissements bilieux, abondants, qui ont été suivis de soulagement, il n'y a pas eu de diaphorèse à la suite de cette médication, aucune évacuation par bas, coliques ombilicales pendant une partie de la nuit, membres alourdis, urines rares et difficiles à expulser, le malade est triste et morose ; on diagnostique colique végétale. — Prescription : Diète, orge nitré, aloès 8 grains, calomel 4 grains, savon méd. Q. S. — Faites quatre pilules à prendre d'heure en heure ; bains de siége répétés, fomentations émollientes.

8ᵉ jour. — Toute la journée d'hier le malade s'est plaint de vives coliques, la nuit elles ont continué, et une forte douleur lombaire est venue s'y ajouter ; le pouls est profond, serré, inégal et d'une lenteur qu'on pourrait dire indélébile ou patognomonique ; le ventre est gonflé et paraît disposé à se tympaniser. Hier il y a eu des vomissements bilieux et spontanés, qui ont été suivis de mieux être, mais cette rémission n'a été qu'éphémère ; le ventre est entièrement fermé, des gaz nombreux s'y déplacent avec douleur et angoisse pour le malade, qui a peine à mouvoir ses membres, en même temps qu'il est en proie à une dysurie très-douloureuse. — Prescription : Diète, orge nitré, aloès 10 grains, calomel 5, à prendre *illicò*, petit-lait 2 livres, avec crème de tartre 2 onces, bains de siége, fomentations émollientes, lavement purgatif à une heure, potion de morphine pour la nuit, frictions sur les membres avec l'essence de térébenthine, vingt sangsues entre l'hypogastre et le périnée.

9e jour. — Le ventre s'est lâché dans la journée, alors les coliques ont cédé, un peu de repos s'en est suivi pour la nuit, qui cependant s'est passée sans sommeil. Les sangsues ont calmé la dysurie, sans que les urines aient été abondantes, les membres sont toujours résolus et pesants, la figure fatiguée, la teinte ictérique a augmenté, le pouls est sourd, peut-être un peu moins lent qu'hier, mais toujours inégal. — Prescription : Bouillon de poulet, orge nitré, aloès 6 grains, calomel 3 grains, bains de siége vinaigrés, fomentations émollientes, un lavement purgatif ce soir, potion de morphine pour la nuit, frictions térébenthinées sur les lombes et les membres.

10e jour. — Même état, une selle dure et accompagnée d'épreintes.

11e jour. — Les coliques sont redevenues vives et plus fréquentes, la nuit a été accablante; aussi le malade est-il beaucoup plus affaissé que les jours précédents, sa figure s'étiole complétement; l'amaigrissement suit une marche rapide, les membres s'engagent de plus en plus. — Prescription : Diète, petit-lait nitré, aloès 4 grains, calomel 2 grains, *illicò*, frictions camphrées et opiacées sur l'abdomen ; ce soir, essence de térébenthine, 2 gros, à prendre dans un looch avec addition d'acétate de morphine 1/2 grain, cataplasme d'*ignames* arrosé d'huile de morphine à appliquer sur les lombes, frictions avec l'huile de térébenthine laudanisée sur les membres. — Le lendemain matin, à cinq heures, un fort lavement

6.

purgatif ; immédiatement après les selles , un bain de siége très-chaud et fortement vinaigré.

12ᵉ jour. — Soulagement sur tous les points , sommeil de plusieurs heures avec tendance à le continuer dans la journée , évacuations alvines répétées , urines abondantes et faciles., un peu de diaphorèse, pouls presque normal, figure meilleure, moral refait. — Prescription : Soupe de poule au vermicelle, infusion d'oranger gommée, pour deux heures, aloès 4 grains, calomel 2 grains, ce soir un looch térébenthiné et morphiné, plus un lavement avec aloès 12 grains, calomel 8 grains, extrait gommeux d'opium 1/2 grain, véhicule émollient 6 onces, pour le lendemain matin, un lavement émollient, continuer les autres moyens accessoires.

13ᵉ jour. — Plus grande amélioration encore, le malade demande à manger, même régime, même prescription.

14ᵉ jour. — Le mieux continue, la convalescence semble s'ouvrir, on accorde un œuf à la coque, et l'on retranche les bols aloétiques.

15ᵉ jour. — *Idem.* Suspendu les loochs térébenthinés, continué les bains, embrocations et fomentations.

Tout se passe bien jusqu'au vingt-cinquième jour, c'est-à-dire pendant dix jours, mais alors les selles redeviennent rares et dures, un peu de malaise reparaît; on revient aux bols d'aloès et de calomel.

26ᵉ jour. — Hier dans la soirée, quelques coliques, douleur à l'épigastre et dans le colon transverse, quatre selles verdâtres, molles et sans ténesme, langue redevenue saburrale, bouche amère, soif, dégoût, quelques nausées alternant avec les coliques; pouls plein et fréquent, en un mot une fièvre de quelque intensité. Prescription:Diète, eau gommée, quinze sangsues à l'épigastre, bains de siége, fomentations émollientes, un lavement de même nature; pour la nuit une potion morphinée.

27ᵉ jour. — La douleur épigastrique a résisté aux sangsues, celle du colon n'existe plus, le malade a eu deux selles. — Prescription : Petit-lait nitré, aloès 2 grains, calomel 1 grain, le reste *ut suprà*.

28e jour. — Sentiment de plénitude douloureuse à l'épigastre, amertume excessive de la bouche, borborygmes, rapports aigres et nidoreux; hier et dans la nuit vomissements bilieux, peu abondants et difficilement accomplis. A huit heures du soir le malade se plaignait d'une grande oppression, éprouvait des envies d'aller à la selle qu'il ne pouvait satisfaire malgré le lavement administré à quatre heures, un second lavement a procuré deux évacuations. Ce matin, cette même envie d'effectuer des garde-robes existe encore, l'abdomen non douloureux est cependant assez rénitent, l'épigastre est sensible, turgescent sous le doigt, le pouls est mou, plein et onduleux. Prescription : Petit lait simple, vingt sangsues à l'épigastre ; frictions mercurielles sur la région du foie, puis cataplasmes émollients sur tout l'abdomen, vésicatoire aux lombes, lavement purgatif à trois heures, potion de morphine pour la nuit ; ce soir, panser le vésicatoire avec sulfate de morphine, 1/2 grain, *ad usum* soir et matin pour cette dernière prescription.

29e jour. — Amélioration générale, deux selles dans les vingt-quatre heures. — Même prescription.

30e jour. — *Idem* pour tout.

31e jour. — Nuit excellente, nul point douloureux, langue humide et rosée, fréquence et mollesse du pouls, faiblesse générale et sans malaise, trois selles louables. — Prescription: Soupe au lait, infusion d'oranger gommée, continuer l'aloès et les frictions mercurielles sur l'hypocondre droit.

Bien jusqu'au 43e jour. Les forces ont fait quelque progrès, mais le visage est resté plombé, et depuis quelques jours l'insomnie a reparu.

44e jour. — Hier, à quatre heures de l'après-midi, frisson prolongé, suivi d'une forte fièvre que caractérisaient une intense céphalalgie, une respiration gênée et de l'angoisse épigastrique, il n'y a pas eu de selles : Prescription. — Eau de gomme, vingt sangsues à l'épigastre, dix derrière les oreilles, lavement émollient, sulfate de quinine 2 grains de deux heures en deux heures.

45ᵉ jour. — Mieux depuis l'application des sangsues, a pris 8 grains de sulfate de quinine, deux selles. — Même prescription, moins les sangsues.

46ᵉ jour. — Depuis hier matin le malade est sans fièvre, il a pris sulfate de quinine 16 grains, il a eu une selle. — Prescription : Lait sucré, eau de gomme, 12 grains de sulfate de quinine.

Huit jours s'écoulent dans un état d'apparente convalescence, il y a absence de toute douleur, le ventre s'est toujours maintenu libre, mais voilà un malaise trop connu du malade qui reparaît encore.

55ᵉ jour. — Coliques très-fortes hier dans la journée, qui ont cédé chaque fois à des sinapismes appliqués *loco dolenti*, ou dès qu'on a administré le bain de siége ; un peu de calme dans la nuit, amené par le julep anodin, qu'on a prescrit à la visite du soir. Ce matin, il y a eu deux petites évacuations, le malade se plaint d'une extrême fatigue, se décourage et s'apitoie sur sa maigreur et son étiolement. — Prescription : Diète, infusion d'oranger, un peu d'aloès le soir, potion de morphine, vésicatoire aux cuisses.

Pendant treize jours, Coudray présente des alternatives de constipation et de coliques, puis, huit jours s'écoulent dans un état en apparence plus satisfaisant, ce qui l'engage à solliciter sa sortie. Celle-ci lui est d'abord refusée, mais l'obstination est si grande chez Coudray à vouloir quitter l'hôpital, qu'on y consent, quoique à regret, puisqu'on ne doute nullement d'une nouvelle rechute (8 décembre).

15 décembre. — Huit jours après sa sortie, Coudray rentre dans l'état suivant ; douleurs très-vives à l'épigastre et au bas-ventre : depuis lors, pas de selles, il y a dysurie fatigante, le malade est complétement étiolé, il a perdu le peu de force et d'embonpoint qu'il avait récupérés ; depuis une quinzaine de jours, il est en proie à une mélancolie qui tient de l'état nostalgique. — Prescription : Diète, eau gommée, quinze sangsues répandues sur l'abdomen, cataplasme sinapisé, un lavement avec l'huile de ricin 2 onces, julep morphiné pour la nuit.

16 décembre. — Pas de changement dans l'état du malade, la douleur épigastrique s'est même accrue, il y a nausées répétées, le pouls est dur et légèrement fréquent, un peu de chaleur et d'âcreté à la peau, une garde-robe s'est effectuée dans le bain de siége, les urines ont coulé sans dysurie. — Prescription : Un vésicatoire à l'épigastre, même prescription que la veille, moins les sangsues.

17 décembre. — Dans les premières heures de l'application du vésicatoire, douleur plus vive à l'épigastre; les cantharides en action, cette douleur a complétement cédé, les vomissements aussi, mais les membres thoraciques sont devenus douloureux, presqu'à l'instant même des palpitations ont apparu. — Prescription : Bouillon de poulet, infusion de corossol, friction avec la digitale sur le cœur, avec le liniment de morphine sur les membres thoraciques.

Etat à peu près le même jusqu'au 23, si ce n'est que les douleurs ont fait place à la paralysie du mouvement, lequel symptôme cède à des bandes de vésicatoire qui occupent toute la partie interne des bras et avants-bras, et qu'on panse d'abord avec de la morphine pour détruire un reste de douleur, puis avec de la strychnine.

Le 24, il n'existait plus le moindre ressentiment de coliques, le ventre était libre, les membres presque entièrement dégagés; mais la fièvre a reparu! On fait le traitement de celle-ci, on entretient toujours le ventre libre, on excite la peau avec des bains et des frictions, on donne l'extrait de kina, le fer et le baume du Pérou, ce qui n'empêche pas que le 6 janvier reparaissent les coliques, la constipation, la douleur des membres et une oppression inquiétante. Ce dernier symptôme étant, dans la colique végétale, un signe fort grave, on s'empresse de le combattre par un large vésicatoire appliqué entre les épaules, on le panse avec de la strychnine, on administre des loochs et des lavements éthérés; aussitôt le calme reparaît; alors on revient aux vésicatoires le long de la partie interne des bras; ici la douleur, puis la paralysie cèdent comme par le passé.

A dater de ce moment, tout marche assez bien, et le malade semble enfin vouloir se rétablir, quand le 18 reviennent de légères coliques, bientôt suivies de fortes douleurs dans les membres abdominaux; les thoraciques étant assez libres, les douleurs des extrémités inférieures qui avaient fini par se concentrer aux coudes-pieds, combattues par les vésicatoires de morphine, puis de strichnine, ne tardèrent pas à disparaître.

Coudray entre définitivement en convalescence, mais il est à l'état de demi-marasme; ses membres, comme atrophiés, sont d'une débilité extrême; il montre, pour les transitions atmosphériques, une sensibilité aussi pénible qu'extraordinaire; il prévoit tous les changements et mutations de l'atmosphère; chez lui les muqueuses sont étiolées, l'abdomen relâché et habituellement engoué de gaz, le découragement du sujet est à son comble, et, si la promesse d'un prompt retour en France n'était faite à ce martyr de la colique végétale, la nostalgie ne tarderait pas à le faire succomber.

Pendant environ une quinzaine de jours qu'il continue encore son séjour à l'hôpital de Cayenne, son traitement consiste principalement en bains de vapeurs sulfureuses, dont il retire quelque avantage, en frictions avec l'alcool de noix vomique; à l'intérieur, il prend des bols de kina, de fer et de baume du Pérou, ou de l'essence de térébenthine; par ce moyen, il récupère un peu de force, arrive à digérer la demie, composée d'aliments choisis, et à supporter le vin. Enfin, à sa grande satisfaction, Coudray quitte Cayenne vers la fin de février, passe à la Martinique, où il séjourne quelque temps, et le 20 mai il revoit la France.

Pour ce malade, parti trop tard de nos tristes plages, le voyage et le changement d'air ne furent pas d'héroïques moyens. A son arrivée à la Martinique, il dut entrer à l'hôpital, où sa maladie, incomplétement diagnostiquée, ne fut traitée, pour ainsi dire, que dans ses accidents; aussi la médecine du symptôme, qui du reste ne consista que dans l'emploi d'un liniment ammoniacal morphiné, n'eut-elle aucun bon résultat.

Ayant quitté la Martinique dans un état plus fâcheux qu'à son départ de Cayenne, Coudray se vit subitement paralysé des membres inférieurs en passant les Açores, latitude par laquelle le froid se fit sentir d'une manière abrupte et intense.

Arrivé à Brest le 20 mai, Coudray se vit confié aux soins éclairés d'un médecin dont la sollicitude et le dévouement ont quelque chose de religieux et de providentiel; beaucoup de questions lui furent faites sur les graves et nombreux commémoratifs de sa longue maladie; mais les rapports de ce pauvre malade ne purent pas fixer entièrement le diagnostic du médecin; l'observation écrite et détaillée de sa maladie eût-elle éclairci tous les doutes? Je ne le pense pas. La colique végétale est une maladie peu connue par ceux qui l'ont observée, et l'on peut dire totalement ignorée de ceux qui n'en ont lu que des descriptions générales; ne le taisons pas, il est des médecins qui n'en connaissent pas même le nom.

Cette dernière circonstance fut on ne plus fâcheuse pour notre malade; elle ne lui permit pas de guérir entièrement; seulement, et je l'ai appris par ma correspondance avec lui, les bains de vapeurs alcooliques qu'il prit à Brest, au nombre de cinquante-quatre, suspendirent momentanément la paralysie des membres abdominaux, et pendant quelque temps il put se tenir sur ses jambes. Aujourd'hui, il est de nouveau paralysé et ne peut signer qu'avec peine les lettres qu'il me fait écrire.

Ainsi, tels peuvent être les résultats *inévitables* et *indestructibles* de la colique végétale, et il est des gens qui ont osé critiquer le conseil que je donnai à M. J*** (V. l'observa-

(90)

tion 8ᵉ), de quitter Cayenne, alors qu'il se trouvait sous l'imminence d'une issue non moins déplorable !

Réflexions. — Ce qu'il y a de plus remarquable dans cette observation, c'est que la colique a immédiatement succédé à la fièvre. Coudray n'était pour ainsi dire pas convalescent de cette maladie quand la névralgie vint en prendre la place. De nouvelles causes ne paraissaient pas avoir agi, le malade n'avait pas même quitté son lit. Est-ce la fièvre ou son traitement, représenté par la quinine, qui a donné naissance à la colique végétale? J'accuserais autant l'une et l'autre de ces circonstances que l'intervention directe et absolue de la constitution médicale qui n'était alors caractérisée par aucun autre cas de la maladie qui nous occupe. En effet, il a été de remarque pour nous que la colique végétale, hors sa saison de prédilection, saisissait rarement un individu que ne venait pas d'éprouver les fièvres d'accès. Redoutant que les boissons acides, très-usitées dans la thérapeutique des fièvres, ne provoquassent la colique, je m'abstins sur Coudray, comme sur bien d'autres malades, d'en faire usage, ce qui ne me parut en rien préserver les fébricitants de la maladie vers laquelle ils inclinent d'une manière si remarquable [1].

Relativement à la quinine, on peut se demander si elle n'agit pas sur le système nerveux de manière à engendrer la colique végétale ?

Nous avons vu qu'il est des auteurs qui ont mentionné la coïncidence du développement de cette maladie avec l'instant où la fièvre cédait au quinquina. C'est à dessein que je me sers ici du mot coïncidence, attendu qu'il ne comporte pas du tout l'idée de causalité. En effet, si le quinquina exerçait une action spéciale, indélébile et comme élective, il devrait en résulter plus souvent l'apparition de la colique végétale, tan-

---

[1] On sait que plusieurs auteurs, et Huxam entre autres, ont accusé le suc des limons de provoquer la colique végétale, qu'ils tiennent pour si fréquente dans les Indes-Occidentales. Ajoutons ici que cette maladie est encore plus commune et surtout plus redoutable dans les Indes-Orientales.

dis que cette circonstance ne s'est peut-être jamais offerte hors les lieux où notre maladie est endémique, hors les temps, où on l'observe sous forme d'épidémie.

Cependant, quoique, dans ma pensée, la quinine ne doive pas être considérée comme pouvant provoquer d'elle-même la colique végétale, en ce sens qu'elle serait impuissante à la faire naître, abstraction faite de la fièvre qu'elle vient comprimer, et surtout abstraction faite des influences atmosphériques qui amènent la névralgie que nous étudions, je n'affirmerais pas qu'un médicament de cette nature fût complétement inerte dans le cas dont il s'agit. En effet, si la quinine n'irrite pas le système nerveux abdominal, elle agit peut-être négativement, c'est-à-dire qu'en faisant cesser la fièvre, par son action spéciale sur les nerfs, ceux-ci, altérés dans leur rhythme fonctionnel, tendent en quelque sorte à tomber dans une aberration nouvelle. Cette transmutation morbide pourrait, selon moi, consister soit dans la modification thérapeutique opérée dans la manière d'être du système déjà lésé, soit par une sorte de dérivation, si l'on admettait que la fièvre pût avoir son siége dans la moelle épinière, par exemple, tandis que la colique végétale résiderait dans le système nerveux ganglionnaire. Cette dernière considération ne manque peut-être pas d'intérêt, et nous la reproduirons dans l'exposition physiologique de la maladie qui fait le sujet de cet écrit. Mais, avant de reprendre la discussion sur ce point, rappelons-nous que le quinquina et les anti-périodiques en général n'ont été d'aucun avantage dans le traitement d'une maladie dont les phénomènes offrent cependant de l'analogie avec le type intermittent.

Quant à la fièvre, abstraction faite de son traitement, je la considère comme une prédisposition essentielle à la colique végétale, alors que celle-ci est endémique ou qu'elle sévit épidémiquement. Avancer que la fièvre, dans les circonstances que je viens de mentionner, peut d'elle-même, et en dehors de toute action thérapeutique, engendrer la colique végétale ne me semble par du tout un paradoxe, attendu que ces deux affections n'attaquent pour ainsi dire que le même ordre d'individus ; que leur endémie se rencontre et se combine le plus généralement, que l'épidémie de l'une est souvent accompagnée ou suivie de l'épidémie de l'autre ; qu'en un mot, il y a entre ces deux affections un air de famille et de similitude qui ne permet pas de les considérer comme totalement étrangères l'une à l'autre. Dans ce rapprochement, plus sérieux et plus important qu'on ne le pense peut-être, peut se rencontrer la solution de deux grands problèmes, le siége et la nature des deux maladies que nous rapprochons en ce moment.

Mais revenons à Coudray. Dans l'espace de cinq mois environ, il a présenté d'une manière alternative et sans intervalle de convalescence proprement dite, trois fois la fièvre intermittente, quatre fois les crises ou les accès de la colique végétale.

Chez lui la même cause (le séjour dans un lieu malsain et d'une température plus basse que celle du séjour habituel au sujet) paraît avoir déterminé ce double état morbide, ou l'un d'eux, la fièvre, avoir provoqué l'autre, la colique végétale.

Quoi qu'il en soit, l'affection pyrétique fut rationnellement combattue par les moyens anti-phlogistiques et fébrifuges ; ce qui n'empêcha pas la colique végétale d'apparaître, tantôt sans les signes de la phlogose, tantôt avec les caractères de l'inflammation ; chaque fois cette dernière eut sa part dans le traitement.

Une pensée domine ici, c'est celle que la thérapeutique employée n'a pas été suivie de succès, en ce sens que l'état maladif a persisté cinq mois sous nos yeux ; que le retour en France a dû s'effectuer, et que cette circonstance, d'ordinaire si favorable, n'a pas produit son effet accoutumé. A cette occasion, je dois exprimer le regret de n'avoir pas plus tôt usé du vésicatoire lombaire ; c'était bien certainement trop tard de ne l'appliquer qu'au vingt-unième jour, lors de la rechute enfin ! Il n'est pas rigoureusement démontré qu'en suivant une autre conduite j'eusse mieux réussi ; cependant, dans le cas où, dès le début, j'ai appliqué les cantharides le long du rachis, j'ai généralement été plus heureux. A l'époque de la maladie de Coudray ce moyen m'était moins familier ; il n'était pas de fondation, comme il le devint, pour ainsi dire, par la suite. Quoi qu'il en soit, dans ce cas comme dans les autres, le vésicatoire a toujours très-promptement amélioré l'état du malade, fait cesser toute douleur ou paralysie qu'il devait combattre, régularisé toute fonction dont il avait à corriger le rhythme altéré. Les sangsues ont généralement triomphé des douleurs abdominales ; une fois, cependant, dans cette observation, elles ont été au moins impuissantes.

On a vu les bons effets de la morphine et de la strychnine par la méthode endermique.

La térébenthine, le baume du Pérou, la quinine, le sous-carbonate de fer, les vapeurs sulfureuses ont été utiles. Pour ce dernier moyen, c'est la deuxième fois seulement qu'il ait produit cet effet. Lors de la maladie de Coudray, je n'en étais pas encore venu à l'administration des bains avec le sulfure de potasse, dont plus tard j'ai retiré de bons effets.

Le changement de climat enfin, pour avoir été opéré trop tard, ne s'est pas montré héroïque. C'est un tort grave, selon moi, que de n'avoir pas dirigé notre malade sur les eaux, lors de son retour en France, opéré le 20 mai.

Voilà une observation longue, les médecins purement de de cabinet la trouveront sans doute fastidieuse ; mais elle ne leur est pas destinée : elle va tout droit s'adresser à ces praticiens laborieux, à ceux-là qui ne voient la médecine que dans l'observation, comme le disait, je crois, le célèbre Baglivi.

CINQUIÈME OBSERVATION.

(Rédigée par M. DE LESELEUC, chirurgien-major de la goëlette *la Toulonnaise.*)

Août 1835.—« Cornec, maître canonnier, trente-deux ans, tempérament nerveux, constitution molle, non acclimaté.

« Cet homme est depuis son départ de France sous l'influence d'une *affection morale*, cause qui m'a paru prédisposante à la colique végétale, dont il a présenté les symptômes à son entrée au poste. Les trois hommes en effet qui ont été atteints de cette maladie à bord étaient travaillés d'une affection morale quelconque ; celui-ci s'est plaint, le 7 août, d'une constipation qui durait, disait-il, depuis trois jours. Les douleurs étaient atroces, la langue saburrale, le pouls concentré et petit, la céphalalgie nulle. La douleur abdominale était concentrée à l'ombilic et l'hypogastre, et n'augmentait pas à la pression ; la faiblesse était extrême. — Prescription : Diète, orge édulcoré, trente-cinq sangsues à l'hypogastre et autour de l'ombilic, lavement purgatif avec sulfate de soude. Le lendemain 8, pas de selles, même état. —Prescription : Diète, orge édulcoré, lavement purgatif le matin avec sulfate de soude, le soir huile d'olives 3 onces et laudanum 12 gouttes.

. « Les 9 et 10 même état, insomnie. Un demi-lavement huileux *bis*, péd. synap., catap. abdom. Le 11 même état, même médication. Le soir une selle assez abondante de matières noires et très-dures ; pendant les deux jours suivants les symptômes s'amendèrent, les douleurs étaient presque nulles, les forces revenaient, lorsque le 24 les coliques reparurent avec intensité ; la constipation fut opiniâtre, il vint s'y joindre tous les matins des étourdissements. J'essayai d'abord la même médication que dans le principe, elle fut infructueuse. L'emploi du laudanum à la dose de 10 gouttes dans une potion calmante augmentait la faiblesse, l'anxiété et le malaise général ; le 3 septembre je n'avais encore obtenu qu'une selle difficile. Ce jour-là j'employai le calomel à la dose de 3 grains le matin, et l'aloès à la même dose le soir. Le calomel avait produit un vomissement d'une couleur verte et le soir l'aloès une selle copieuse. Le lendemain 3 grains matin et soir. Selle facile, amélioration notable. Je suspendis l'emploi de l'aloès pendant trois jours, et le remplaçai par des lavements purgatifs. Ces trois jours il n'y eut point de selle, la

douleur et la constipation reparurent. Je repris aussitôt l'a-
loès, il fut suivi des mêmes effets. Mais, comme je redoutais
les accidents hémorrhoïdaux, je me contentai d'en donner
3 grains le matin, et autant le soir tous les jours. Son administration a toujours été suivie d'amendement notable dans les
symptômes. Le 28 septembre il est entré à l'hôpital de Cayenne
avec de la constipation et des éblouissements le matin. La
douleur, le lumbago, la lassitude dans les membres avaient
complétement disparu.

« DE LÉSELEUC. »

Bien, comme le dit M. de Léseleuc, qu'à son entrée à
l'hôpital Cornec ne présentât plus de douleur rachidienne,
ni la même lassitude des membres, il était cependant bien
déprimé dans ses forces, avait le facies triste et plombé, la
peau d'un jaune verdâtre, le pouls lent, serré et inégal, de plus
la constipation était absolue, le moindre mouvement provo-
quait des vertiges, la pupille était fort dilatée, une morosité
extrême se faisait remarquer, il y avait dans l'expression de la
physionomie un mélange de défiance et d'hébétude. L'expérience de cet état me fit redouter de le voir de beaucoup et
promptement s'aggraver, mon pronostic ne tarda pas à se réaliser.

Par les moyens que l'on connaît maintenant, en deux jours
j'évacuai le malade, lui procurai du mieux, accompagné d'un
peu de sommeil, mais la nostalgie était là, mais le mal,
d'abord assez intense pendant le séjour à la mer, ne fut et ne
pouvait être convenablement combattu. M. de Léseleuc avait
déjà, il est vrai, une certaine connaissance de la colique végétale, il avait assisté à notre clinique, mais il n'était pas encore
imbu de notre pratique, saturé, si je puis ainsi dire, de cette
énergie que nous sommes accoutumé à déployer dans une
sphère de maladies rapides et insidieuses.

L'amélioration partielle d'abord obtenue dans l'état de Cornec fut bientôt remplacée par une sorte de recrudescence des
symptômes du début : ainsi vomissements poracés, coliques

ıntenses, constipation opiniâtre, ballonnement remarquable de l'abdomen, douleur rachidienne atroce; *idem* dans les membres, les supérieurs inclinent à la paralysie, dysurie, puis ischurie, fièvre et délire, obtusion des sens, bégayement, puis aphonie, etc.

Cet état fut combattu par les plus violents dérivatifs, vésicatoires multipliés le long de l'échine, *idem* aux extrémités inférieures, où des sinapismes furent aussi appliqués, aloès à doses énormes, en ingestion et en lavements, frictions mercurielles sur la tête préalablement rasée, vingt sangsues *consentïes* en faveur de la vessie, friction sur les membres avec de l'essence de térébenthine laudanisée; le corps enveloppé de flanelles. Après douze heures de l'action simultanée de ces moyens énergiques et même violents, le malade revint à une situation meilleure, le délire cessa quoique la fièvre continuât, la douleur lombaire disparut, les urines coulèrent et les selles reprirent leur cours. Quelques jours se passèrent dans cette amélioration, alors survint une crise, d'abord délirante, puis comateuse; cette fois le mieux, obtenu par le vésicatoire céphalique et autres moyens d'une action intense, fut encore remplacé par des actes de démence qui obligèrent de faire garder le malade à vue.

Continuant à imposer une diète sévère, à ne pas me relâcher des cholagogues et autres dérivatifs sur le tube intestinal, à toujours stimuler l'enveloppe cutanée, soit par des vésicatoires, des frictions de cantharides, de quina ou d'essence de térébenthine, administrant cette dernière drogue à l'intérieur, enfin des bols d'extrait sec de lagaraye, de baume du Pérou et de sous-carbonate de fer, j'ai maintenu Cornec dans un état qui lui permit de s'embarquer avec moi sur *le Ferdinand*. Il était alors complétement étiolé, d'une maigreur extrême et d'une grande faiblesse. Il y avait dislocation des articulations des extrémités inférieures, les supérieures étaient comme atrophiées et présentaient un frémissement léger, mais continu.

C'était au mois de novembre, Cornec vint à bord avec des liqueurs fortes, on les lui retira, mais il sut s'en procurer d'autres : il fit des excès de régime, resta souvent tard sur le pont, parfois peu couvert. Passé les tropiques, nous eûmes, avec un vent favorable, un ciel souvent orageux, la température s'abaissa subitement ; nous trouvâmes à notre arrivée la Loire prise de glaces. Cornec fit à pied une partie du chemin de Saint-Nazaire à Nantes, commit des excès dans le boire et le manger, brava en un mot toutes les causes qui, sous les cieux qu'il venait de quitter, lui eussent valu les plus graves rechutes, peut-être la mort. Tout cela il le fit impunément et ne s'en rétablit pas moins, tant le changement d'air, *opéré à temps*, se montre héroïque dans cette maladie, tant le retour dans la patrie redonne de joie au cœur, de bien-être et d'activité à tout l'organisme.

A compter de notre départ de Cayenne, ce malade ne fut soumis à aucun mode de traitement.

SIXIÈME OBSERVATION.

Septembre 1835. — Pérard, grenadier, trente-quatre ans, tempérament bilioso-sanguin, constitution vigoureuse, non acclimaté, venant d'essuyer des revers de fortune qui l'ont forcé à se rengager comme soldat après avoir été adjudant sous-officier, éducation bonne, moralité excellente, habitudes chagrines depuis ses malheurs, grand mangeur et offrant presque la disposition famélique. Ce militaire, ayant toujours joui de la plus belle et de la meilleure santé jusqu'à son arrivée à Cayenne, se trouve depuis son séjour ici habituellement incommodé par le sang, c'est son expression, et elle est juste, car il présente une céphalalgie opiniâtre qui tient de la congestion cérébrale. Si la tête se dégage pendant quelques jours, la poitrine s'engorge, il ne peut jamais braver le soleil sans que la céphalalgie reparaisse. Une pareille prédisposition ramenant souvent Pérard à l'hôpital, il s'en affecte beaucoup, craint, comme il le dit dans son argot militaire, de passer pour une *carogne*. Plusieurs saignées lui furent pratiquées lors de son entrée à l'hopital, grand nombre de sangsues coulèrent aux mastoïdes, au siége, aux jugulaires, aux malléoles; de nombreux purgatifs furent administrés, on en vint à l'usage quotidien des bols de calomel et d'aloès, enfin on se crut obligé, pour acclimater Pérard, d'affaiblir et de refroidir sa constitution trop vigoureuse, son tempéramment doublement réfractaire au séjour des pays chauds. Par l'emploi de tels moyens, ce militaire fut quelque temps sans reparaître à l'hôpital, prit le service actif de l'extérieur, dans lequel il rencontra la cause si fréquente et si généralement répandue des fièvres d'accès, dont il fut travaillé avant d'être violemment saisi par la colique végétale.

De retour au quartier depuis quelque temps, Pérard venait d'obtenir un emploi auprès du quartier-maître, ce qui l'assujettissait à écrire une grande partie du jour et même de la nuit dans une chambre exposée à toute la fraîcheur de la brise d'E.; cette circonstance, dont il se réjouissait beaucoup, et dont il abusait en se mettant au travail, n'ayant sur lui que sa chemise et son pantalon de toile, fut sans doute la cause qui développa chez lui, d'une manière brusque et intense, la maladie dont suit l'historique.

Parti de l'hôpital depuis trois semaines, convalescent d'une fièvre quotidienne, Pérard y revient avec un *facies* sombre, altéré et empreint de fatigue; il a la peau décolorée, d'un jaune pâle, sèche et rugueuse au toucher, le pouls plein, lent, dur et inégal, langue naturelle, amertume de la bouche, soif, diminution de l'appétit, mais non pas inappétence complète (on connaît la voracité de ce malade), le ventre est pâteux, assez dépressible encore, mais engoué de gaz; il n'y a pas eu de selles depuis trois jours; les urines sont rares et mal élaborées, leur émission est un peu gênée, le rachis (région lombaire) est le siége d'une assez forte douleur, le malade dit avoir les membres brisés et pesants comme jamais il ne l'a ressenti; les coliques sont vives, mais intermittentes; il y a sentiment de plénitude et d'embarras dans tout l'abdomen ; l'ombilic et la région duodénale sont les points où se manifestent les plus fortes douleurs, dont les paroxismes obligent le malade à se rouler et parfois à pousser des hurlements. Cet état, qui s'est aggravé d'heure en heure, date de trois jours. — Prescription : Diète, eau gommée, aloès 12 grains, calomel 6 grains, savon médicinal Q. S. à prendre en 6 bols d'heure en heure ; bains de siége vinaigrés, embrocations opiacées et flanelle émolliente sur l'abdomen ; pour le soir, vésicatoire lombaire, potion morphinée avec 1/2 grain.

4ᵉ jour d'invasion, 2ᵉ de traitement. — Douleurs moindres cette nuit que les précédentes, mais pas de sommeil ; les nausées sont apparues après les premières pilules, mais celles ci n'ont pas été vomies ; le vésicatoire a bien pris ; en le pansant, on l'a saupoudré d'un 1/2 grain de sulfate de morphine, le pouls est moins nerveux, plus superficiel qu'hier ; la peau moins aride, mais plus sensiblement ictérique ; l'abdomen est un peu ballonné, l'émission des urines est pénible, il y a un commencement de dysurie, la douleur rachidienne a sensiblement diminué, mais pas de selles. — Prescription : Infusion d'oranger gommée, aloès 8 grains, calomel 4 grains avec savon médicinal Q. S. à prendre *illicò*; à midi, petit-lait, 2 livres avec crème de tartre 2 onces ; à six heures, un lavement fortement purgatif ; panser matin et soir le vésicatoire avec 1/2 grain de sulfate de morphine ; pour la nuit, un julep morphiné, continuer les embrocations opiaciées et les applications émollientes sur l'abdomen.

5ᵉ jour, 3ᵉ de traitement. — Les évacuations alvines ont commencé hier sur les sept heures du soir ; elles se sont répétées un assez grand nombre de fois pendant la nuit. Ce matin, un peu de sommeil, légère moiteur, pouls assoupli, détente dans l'état général : les urines ont coulé avec moins de difficulté ; elles commencent à être sédimenteuses, elles épaississent et se décomposent promptement dans le vase. — Prescription : Accordé le bouillon de poulet sur la demande du malade; pour le jour : petit-lait 2 livres, avec crème de tartre 2 onces; pour la nuit : infusion d'oranger; ce soir, calomel 2 grains, aloès 4, potion de morphine et pansement du vésicatoire avec cette substance, *ad usum* pour les deux, un lavement purgatif pour demain matin cinq heures.

6ᵉ jour d'invasion, 4ᵉ de traitement. — Le mieux se maintient; il a eu quelques instants de repos cette nuit, deux selles de matières dures, noirâtres et ressemblant à des crottins de chèvre; le facies est meilleur qu'hier; il y a cependant de l'affaiblissement dans toute l'économie, la teinte jaune-verdâtre de la peau a plutôt augmenté que diminué, les urines sont aussi plus chargées, les membres moins lourds et sans douleur, le malade demande à manger. — Prescription : Bouillon de poulet fortement herbacé, petit-lait nitré pour le jour, infusion d'oranger gommée pour la nuit, 3 grains d'aloès et un de calomel soir et matin. Continuation des autres moyens, un lavement émollient dans la journée.

7ᵉ jour d'invasion, 5ᵉ de traitement. — Amélioration marquée de tous les symptômes. — Prescription : Soupe de poule au vermicelle, petit-lait nitré, le reste *ut suprà*.

8ᵉ jour d'invasion, 6ᵉ de traitement. — Le mieux continue, le malade demande à faire sécher le vésicatoire; il voudrait manger davantage : accordé un œuf mollet en sus du régime d'hier.

Pendant quatre jours le malade consent à rester à l'hôpital; il est soumis au régime maigre, aux boissons délayantes le jour, légèrement aromatiques la nuit; un peu de calomel et d'aloès, soit en ingestion, soit en lavement, lui est encore administré; il force la main pour sa sortie, de guerre lasse on la lui accorde, en lui faisant la prédiction d'un retour prochain.

1ʳᵉ rechute. — Pérard avait repris ses fonctions de secrétaire, se tenant mieux couvert que par le passé, mais mangeant à son appétit, fatalement vorace pour le climat qu'il habite. Après douze jours de sortie; il nous revient dans l'état suivant :

Retour complet de la maladie datant de deux jours seulement, mais selles mal réglées et coliques éphémères depuis une semaine. La figure est plombée, plus altérée qu'à la première atteinte, l'embonpoint diminué, la faiblesse de beaucoup accrue, la peau jaune-verdâtre, le pouls lent, inégal et enfoncé; il y a des vomissements qui ont commencé par être glaireux, puis jaunâtres, puis enfin d'une bile très-foncée; le ventre est ballonné fortement, entièrement fermé; dysurie, douleur rachidienne, membres abdominaux peu affermis, les supérieurs tendant à la paralysie.—Prescription : Tartre émétique 4 grains dans autant d'onces d'infusion de feuilles d'oranger à prendre *illicò*, eau de gomme après l'émétique. Ce soir, aloès 12 grains, calomel 6 grains, avec savon médicinal. Double vésicatoire lombaire, potion de morphine pour la nuit. Demain matin, petit-lait 2 livres avec crème de tartre 2 onces, frictions opiacées, fomentation émollientes sur l'abdomen.

2ᵉ jour. — Soulagement depuis l'action du vésicatoire, a un peu reposé à l'approche du jour; bruits et déplacement de gaz abdominaux, envies d'aller à la selle, mais défécation impossible. Les vomissements ont été assez nombreux; ils étaient composés de bile poracée et érugineuse, chacun d'eux était suivi de soulagement : les urines n'ont que peu coulé et encore avec un ténesme dont s'est beaucoup plaint le malade; il a déjà pris ce matin la moitié de sa pinte de petit-lait tartarisé sans avoir éprouvé de tendance à vomir.— Prescription : Diète, infusion d'oranger après le petit-lait, lavement purgatif à midi, le répéter à trois heures; aloès 4 grains, calomel 4 grains à prendre après les lavements, julep morphiné pour la nuit, continuer à panser le vésicatoire avec 1/2 grain de sulfate de morphine matin et soir, à l'usage des frictions opiacées et des fomentations émollientes sur l'abdomen.

3ᵉ jour. — Les lavements purgatifs agissant après les bols aloétiques et le petit-lait tartarisé, ont amené deux selles suivies de mieux être. Un peu de repos cette nuit, amélioration dans l'état général, les urines ont été plus abondantes et mieux rendues que les jours précédents. — Prescription : Bouillon de poulet fortement herbacé, orge nitré, 4 grains d'aloès, 2 de calomel à prendre ce soir, julep diacodé pour la nuit, mêmes moyens auxiliaires, deux lavements émollients.

Le mieux se soutenant, on laisse sécher le vésicatoire, le malade sort de son lit, il arrive au quart d'aliments, prend des bains de sulfure de potasse, dans lesquels il dit puiser beaucoup de force et d'énergie. La chose dont il se plaint le plus est une extrême sensibilité au froid; il ne peut non plus poser les pieds à terre sans éprouver un sentiment de brûlure et de démangeaison; pour ce dernier symptôme, il prend avec succès des pédiluves émollients et laudanisés. Voulant se prémunir contre l'intermittence ou cette tendance si imminente à la récidive, on prescrit la quinine; cette dernière paraît d'abord réussir, car Pérard reprend et la crise ne reparaît pas de quinze jours; ce temps écoulé, et sans cause appréciable, une seconde rechute se manifeste.

Cette rechute est plus intense que la première, met plus bas le malade, le déprime entièrement; l'amaigrissement est considérable, l'étiolement poussé au dernier point, la faiblesse est extrême, une sombre mélancolie dévore maintenant Pérard : il n'a plus qu'une idée-fixe, celle de son retour en France, dont il fait la demande.

Touché des douleurs atroces qu'il avait ressenties, considérant l'imminence de rechutes plus graves encore (il n'avait offert ni la paralysie confirmée, ni le délire, ni le coma, ni autres symptômes inquiétants) que celles qu'il a déjà subies, on fait droit à sa demande.

J'avais obtenu pour Pérard, comme pour Cornec, le retour en France sur le bâtiment qui m'y ramenait moi-même, alléguant du désir que j'avais d'étudier l'état des convalescens de la colique végétale sous l'influence du changement de climat.

Pour ce militaire ainsi que pour le maître canonnier, la navigation et le changement d'air furent des remèdes souverains. Pérard ne s'embarqua pas comme Cornec avec une provision d'alcool, il fut sobre et réglé dans son existence de passager : aussi se rétablit-il encore plus vite que le canonnier. Indépendamment de l'avantage que Pérard devait attendre de sa bonne conduite et du soin qu'il apportait à son rétablissement, il faut tenir compte qu'il était doué d'une constitution forte, et que, toujours immédiatement et énergiquement traité dans ses rechutes, il n'offrit pas les graves symptômes ou complications qui ont caractérisé la maladie de Cornec, homme nostalgique et d'une faible constitution.

Il est probable que Pérard eût fini par se rétablir à Cayenne, mais à quel prix! Sa constitution vigoureuse s'y fût entièrement détériorée; dans tout le reste de son séjour à la Guyane, il n'aurait pu compter que sur la santé du moment, jamais sur celle du lendemain; car, quand une fois on a subi les coups de la colique végétale, l'économie est on ne peut plus disposée aux retours de cette affreuse maladie. Bien malheureux donc les hommes que la nécessité enchaîne sur un sol qui les a éprouvés d'une manière si terrible.

Cette opinion que l'expérience impose à tout observateur judicieux, il faut la propager, il faut s'efforcer de la faire adopter, car s'en écarter dans la pratique conduit au plus déplorable résultat.

C'est surtout aux médecins militaires que je m'adresse ici, à eux qui tiennent si directement en leurs mains le sort des malades qui leur sont confiés. Il ne suffit pas de traiter un homme à l'hôpital, il faut encore le suivre dans toutes les chances défavorables que les maladies qu'il a essuyées peuvent cumuler contre lui, il faut oser demander à l'administration, en exiger même tous les sacrifices que dicte l'esprit de conservation du soldat, de cet homme qui sacrifie à son pays affections, fortune, santé et existence enfin.

SEPTIÈME OBSERVATION.

Février 1835. — Le sieur Marin (Joseph), tempérament bilioso-sanguin, trente-six ans, dans la colonie depuis cinq ans, d'une forte constitution, se portant habituellement bien, associé à un *boulanger*, dont il ne partage pas les travaux manuels, mais soumis aux transitions de température qui pèsent sur cette profession, est pris assez brusquement de colique végétale.

Invasion. — Deux ou trois jours de malaise général, de faiblesse et de constipation : à ma première visite, il présentait les symptômes suivants :

Aspect triste et grippé de la physionomie, teint légèrement ictérique, abattement, chaleur et sécheresse de la peau, pouls petit, lent, faible et inégal, langue sale, peu humectée, soif, inappétence, abdomen embarrassé d'une grande quantité de gaz, éructation, tendance à vomir, douleur profonde à la région duodénale, tension du colon transverse, pesanteur à la vessie, douleur rachidienne, membres abdominaux alourdis, douleurs dans les thoraciques, peu d'urine chaude et brûlante, évacuations alvines suspendues.—Prescription : Potion vomitive avec le tartre stibié, infusion d'oranger, julep diacodé pour le soir, bains de siége vinaigrés, frictions sur l'abdomen et les lombes avec une pommade camphrée et opiacée, des sinapismes à promener sur les point douloureux du ventre.

2ᵉ jour. — Le malade n'a pas voulu vomir, il a préféré *manger,* il n'a fait que s'agiter dans son lit, a passé la moitié de la nuit dans des bains qu'il a laissé refroidir ; il demande du soulagement et ne fait rien pour l'obtenir. — Je prescris des bols aloétiques et calomélisés, puis l'ensemble des moyens usités dans cette maladie, il trouve tout cela assujettissant et dispendieux ; il se conduit comme la veille : je l'abandonne......

Deux jours s'étant écoulés dans les *tâtonnements* de la médecine populaire et les fautes de régime qu'elle autorise toujours, M. Marin se fait apporter à l'hôpital.

Depuis sept jours, il n'a pas été évacué, les urines ont à peine coulé ; les symptômes décrits plus haut ont pris une notable intensité, le ventre est ballonné, le facies très-altéré, les lombes fort douloureuses, les membres inclinent déjà à la paralysie, le sommeil est nul. Les vomissements qui s'étaient manifestés du 3ᵉ au 5ᵉ jour, raconte le sujet, ont entièrement cédé, l'agitation du malade est grande, il exhale des plaintes continuelles et ne se trouve bien que dans l'eau chaude, d'où il ne veut plus sortir.—Prescription : Potion morphinée *illicò*, aloès 10 grains, calomel 4 grains, en quatre pilules d'heure en heure, vésicatoire aux lombes, le panser avec 1/2 grain d'acétate de morphine, friction sur l'abdomen avec la pommade camphrée et opiacée, fomentations émollientes, lavement aloétique, calomélisé et opiacé.

8ᵉ jour d'invasion, 2ᵉ d'entrée à l'hôpital.—Soulagement par l'opium, mais pas d'évacuàtion. — Prescription : Petit-lait 2 livres, avec crème de tartre soluble 2 onces, à prendre dans la matinée ; à trois heures de l'après-midi, un lavement avec manne, ricin et glauber, de chaque 2 onces, séné 2 gros ; le soir, aloès 7 grains, calomel 3 grains, potion morphinée, etc.

9ᵉ jour, 3ᵉ de l'entrée à l'hôpital. — Détente et soulagement complet après les évacuations amenées par l'ensemble des moyens prescrits hier. — Prescription : Diète, décoction de tamarins avec addition de sulfate de magnésie 4 gros, lavement purgatif dans l'après-midi, un peu d'aloès et de calomel à prendre dans la soirée, continuer le pansement du vésicatoire avec la morphine, donner un julep anodin pour la nuit.

3ᵉ jour de traitement. — Le mieux continue, selles nombreuses, urines abondantes, facies meilleur, l'état sombre du moral s'est dissipé, les douleurs sont presque nulles ; le malade demande à manger. — Prescription : Bouillon de poulet, petit-lait nitré, lavement aloétique et calomélisé, entretenir le vésicatoire morphiné, julep anodin, une cuillerée de loin en loin ; le soir un lavement purgatif.

Les jours suivants, le mieux se maintient, malgré que le malade force la main pour obtenir plus d'aliments que ne le comporte son état. Il sort de l'hôpital après y avoir passé quatorze jours, dont près de dix en convalescence ; on lui donne le conseil d'y rester encore, il s'y oppose et nous quitte.

Ayant largement fêté sa sortie par des excès dans le boire et le manger, il ne tarda pas à nous revenir. La crise était moins violente que la première ; aussi y remédia-t-on promptement, et sans en venir au vésicatoire lombaire. La conduite de Marin restant la même, il prend encore un exeat prématuré, se livre à de nouvelles débauches, et nous revient pour la troisième fois aussi enclin que par le passé à une conduite déraisonnable.

Cette seconde rechute fut violente, opiniâtre et exigea tout l'appareil des moyens qui nous sont maintenant familiers. La constitution de Marin étant vigoureuse, on pourrait dire presque vierge, il se rétablit assez bien pour vaquer aux affaires nombreuses et difficiles qui durent précéder son départ de la colonie ; parti que je lui avais conseillé, calculant qu'avec son genre de vie, sa profession et ses antécédents de colique végétale il n'avait rien de mieux à faire. Docile à ce conseil, il en eût sans doute recueilli le fruit accoutumé, si, évitant de tomber dans les fautes du passé, il eût, dans les derniers temps de son séjour à Cayenne, observé l'hygiène que je n'avais pas manqué de lui prescrire ; mais quels sont les hommes que l'expérience, même la plus sévère, détourne du mauvais sentier qu'ils ont toujours suivi !

Marin prit donc congé de ses amis à la manière des *viveurs*, pensant que la mer et les vents balayeraient les immondices de l'orgie, et les levains pernicieux du séjour de Cayenne. C'est, fatigué et brûlé par l'intempérance que ce malheureux s'embarqua ; et, pour que tout vînt conspirer contre lui, le navire qu'il considérait comme son libérateur s'échoua sur les vases, où il demeura onze jours ! Ce temps de purgatoire, il voulut le passer dans un état, sinon d'ivresse, du moins d'excès continuels, ce qui rappela la colique, violente et rapide dans son évolution ; aussi succomba-t-il dans le canot qui le ramenait à terre, le capitaine ayant compassion de ses atroces douleurs.

Réflexions. — Voilà encore un cas qui démontre le peu d'innocuité de la colique végétale abandonnée aux seules ressources de la nature. Sans doute la conduite de Marin ne pouvait qu'exaspérer le caractère de sa maladie, mais nonobstant cette circonstance, j'ai la double conviction que, si Marin eût été administré dans sa dernière crise, il en eût triomphé comme des autres ; en même temps que je ne suis pas moins persuadé que si la rechute devait survenir, *quand même*, elle n'en eût pas moins été mortelle en l'absence de l'art le plus nécessaire.

(Voir l'autopsie, à la page 26.)

HUITIÈME OBSERVATION.

Juin 1835. — M. J***, âgé de quarante-huit ans, tempérament bilioso-sanguin, d'une belle constitution, jouissant habituellement de la meilleure santé, né aux Antilles, ayant passé la plus grande partie de sa vie en Europe, revenu sous les tropiques depuis environ dix ans, laps de temps pendant lequel, une année, la dernière, vient de s'écouler en France, de retour à Cayenne depuis deux mois, habitude studieuse, calme et peut-être mélancolique, éprouve les prodromes d'un mal que déjà il avait ressenti au Sénégal. La cause qui y a donné lieu nous paraît devoir être rapportée à l'imprudence commise par M. J***, de quitter le premier étage qu'il habitait pour aller occuper sous les combles, un appartement exposé à toute l'intensité des vents généraux et non défendu par une galerie intérieure [1]. Les nuits trop fraîches, passées dans cette

---

[1] Les anciennes maisons de Cayenne sont construites de manière à ce que les appartements se trouvent compris entre deux galeries, soit ouvertes, soit fermées, disposition des mieux entendues pour se défendre de l'humidité, et pour rompre et affaiblir le choc des vents, dont l'action instantanée développe tant de maladies accidentelles à Cayenne, et dont l'influence perma-

chambre, la toilette faite près des croisées souvent ouvertes et recevant tout le choc de la brise, telles sont, avec des travaux assidus et l'influence du réacclimatement, les circonstances qui nous paraissent avoir agi sur notre malade.

Invasion. — Depuis deux jours, malaise général, dépression des forces, agitation, insomnie; le teint remarquablement frais et vermeil du sujet s'est rapidement étiolé, le facies est plombé; il y a tendance ictérique des conjonctives, chaleur à peu près normale, légère aridité du derme, pouls profond, serré, lent, faible et inégal, inappétence que n'accompagne pas le dégoût des aliments; soif modérée, tension de la région épigastrique, malaise selon le trajet du colon, sentiment vague de douleurs sourdes et fugaces dans l'ensemble de l'abdomen, la région épigastrique est occupée par une sensation de pesanteur et de plénitude; la pression y détermine de la douleur; émission des urines, rare, lente, chaude et difficile, pas d'évacuations alvines depuis les derniers jours. La voix est faible, il y a un léger abbattement moral, mais sans plaintes, et sans humeur chagrine, comme cela s'observe le plus ordinairement dans cette douloureuse maladie. — Prescription : Diète, orge nitré, calomel 4 grains, aloès, 8 grains, savon méd. Q. S. Faites quatre bols à prendre, deux ce soir, *idem* demain matin, potion de morphine pour la nuit, bains de siége répétés, frictions avec la pommade opiacée sur les lombes et l'abdomen; cataplasmes sur la région hypogastrique, petit-lait 2 livres, avec crème de tartre 2 onces, *cras.*

2e jour. — Matin : le sommeil a été léger et fréquem-

nente mène droit à la phthisie. C'est donc à tort qu'on élève aujourd'hui des habitations qui, privées de galeries, *délices de la demeure intertropicale,* sont des glacières d'un côté et des fournaises de l'autre. D'ailleurs, ces constructions modernes manquent de type, de cette originalité qu'on cherche sous des cieux lointains, dans ces contrées que l'imagination, d'accord avec la tradition, aime à se représenter sous un aspect nouveau et, à bien dire, fantastique, avec des couleurs autrement broyées que celles qui rappellent des sites plus connus et mieux frayés, en un mot, des lieux que la civilisation a rendus vulgaires, en les tirant au cordeau de son égoïsme matériel, en les privant des jalons du passé.

ment interrompu, malgré la potion morphinée; quelques coliques, provoquées par les bols purgatifs, sont venues s'ajouter au malaise abdominal; douleur hypogastrique augmentée, il y a eu émission difficile d'une petite quantité d'urine ardente et chargée; même état du pouls que la veille ; gaz nombreux, s'échappant péniblement par la bouche , quelques nausées; anxiété plus grande que les jours précédents; plus de fatigue et de malaise dans l'expression de la physionomie; lassitude plus grande dans les extrémités, rachis commençant à être douloureux, pas d'évacuations alvines. — Prescription : Continuer le petit-lait tartarisé, appliquer vingt sangsues à l'hypogastre. — Soir : le petit-lait a provoqué plusieurs évacuations, ce qui a procuré du soulagement, les premiers verres de cette boisson ont amené trois vomissements chargés de bile et de glaires, le malade se dit mieux, quoique se sentant plus faible, la voix a encore fléchi. — Prescription: Mêmes doses de calomel et d'aloès que la veille, deux lavements purgatifs, continuation des autres moyens auxiliaires.

3e jour. — La nuit a été meilleure, les lavements purgatifs ont copieusement évacué le malade, il s'est opéré une détente favorable, le pouls s'est relevé, il est devenu presque normal, les urines ont assez bien coulé, amendement de toutes les douleurs, sérénité du visage; mais la pâleur persiste; le mieux est tel que le malade demande à se promener dans ses appartements. — Prescription : Bouillon de poulet fortement herbacé, petit-lait nitré; en se couchant, 4 grains d'aloès, 2 de calomel; potion avec le castoréum, lavement avec addition de 2 onces d'huile de ricin, continuation des bains de siége et des embrocations opiacées. En moins de quelques jours tous les caractères morbides se dissipèrent, les affaires furent bientôt reprises, mais nonobstant cette circonstance, qui nous paraissait toute exceptionnelle, et nonobstant aussi le régime et les précautions observés, l'*inévitable* rechute arriva, et, après moins d'une semaine d'activité, il fallut se remettre au lit.

Cette rechute, en tout semblable à la première atteinte,

céda facilement aux moyens déjà employés, et auxquels il faut ajouter pour cette fois l'essence de térébenthine sous forme de looch. Les affaires furent donc encore bientôt remises sur le tapis; mais, après dix jours, on dut y renoncer de nouveau. Cette fois les symptômes eurent plus de gravité : le moral, qui jusque-là s'était fait remarquer par une résistance et une fermeté peu communes, commença, sinon à s'affecter, du moins à se laisser ébranler; ce précieux privilége de l'acclimatement, dont le sujet avait pleinement joui lors de son premier séjour à la Guyane, semblait être épuisé; tout dans la position de notre malade rendait la circonstance grave et poignante, élément de pronostic que je ne pouvais manquer de prendre en sérieuse considération, instruit que j'étais de l'intervention si directe et si active du moral dans la détermination ou l'aggravation de la colique végétale.

Lors de cette seconde rechute, les symptômes prédominants, observés en dehors du moral, furent de nombreux vomissements, de fortes douleurs rachidiennes, plantaires et scrotales, un brisement de la voix qui équivalait presque à une aphonie complète, enfin une pesanteur des extrémités qui en rendait la paralysie imminente. Alors l'émétique fut employé en solution dans du petit-lait, un double vésicatoire couvrit la région lombaire et fut pansé avec l'acétate de morphine, plus de réserve fut observée dans l'administration du calomel et de l'aloès, médicaments, qu'après la prescription du tartre stibié et la prolongation de la névralgie, nous trouvâmes plus convenable d'incorporer au lavement que de déposer dans un estomac déjà soumis à un grand nombre de causes irritatives. Cette dernière circonstance coïncidant avec une sorte d'ampliation de l'hypocondre droit, région rénitente et sensible à la pression, nous prescrivîmes les sangsues.

En nous conformant de la sorte aux exigences des symptômes prédominants, nous parâmes à la réalisation de phénomènes prêts à surgir, et, en un temps très-court, nous soulageâmes le malade.

Mais ce drame, que la nature livrée à elle-même prolonge-rait indéfiniment et que souvent elle dénouerait de la manière la plus grave, ne devait pas se borner là, et de nombreuses rechutes succédèrent aux premières.

Dans la rechute qui suivit celle dont nous venons de prendre une connaissance sommaire, les phénomènes gastro-hépatiques offrirent une nouvelle et décourageante intensité. Cette intolérance du ventricule nous fit choisir pour voies de médication le derme et le gros intestin. Voulant essayer de la quinine, celle-ci fut combinée avec l'onguent du vésicatoire rachidien; là, comme dans les lavements, cet héroïque médi-cament fut frappé d'impuissance.

Enfin, de nouvelles rechutes, dans lesquelles les phéno-mènes morbides émanant des voies digestives firent place à ceux produits par les centres nerveux, vinrent encore assiéger le malade et lui prescrire en quelque sorte d'abandonner le pays.

Lors de ces dernières crises, de plus en plus faibles, il faut le dire, que celles qui les avaient précédées, et renfermées, comme nous venons de l'exposer, dans le domaine exclusif du système sensible, nous eûmes recours de nouveau à la quinine, cette fois en ingestion; l'extrait sec de lagaraye, le sous-carbonate de fer, le baume du Pérou, la térébenthine de Venise durent entrer également dans les diverses médica-tions amenées et nécessitées par les circonstances.

Les bains chauds vinaigrés, ceux qu'on administre avec le sulfure de potasse vinrent grossir la liste des moyens auxi-liaires. En variant ainsi nos modificateurs thérapeuthiques, nous n'obtînmes pas une guérison que venait incessamment contrarier une constitution atmosphérique des plus intenses sous le rapport de sa causalité avec la maladie que nous avions à combattre, mais nous parvînmes à détruire, *aussitôt que produits*, les symptômes les plus inquétants, ceux dont la persistance empoisonne pour jamais la vie chétive des malheu-reux qu'on a mal administrés.

Un regret que nous aurons toujours relativement à la solution de la maladie de M. J***, c'est qu'il ne se soit pas décidé à user de l'exercice à cheval pendant les intervalles assez prolongés et assez lucides des dernières crises qu'il a subies. Nous éprouvâmes de sa part la même antipathie et la même opposition relativement aux bains de mer, moyen hygiénique qu'il serait si précieux de se procurer à la Guyane; mais pour lequel il n'a été rien tenté dans un pays où l'art doit venir au secours de la nature, attendu qu'on ne saurait se baigner en pleine côte, ayant là pour compagnie des milliers de requins.

Ainsi donc M. J*** ne revint pas complétement à la santé pendant environ un an qu'il persista à occuper son poste après la première attaque de sa pénible et douloureuse maladie. En quittant la colonie, nous crûmes devoir lui donner le conseil de repasser le plus promptement possible en Europe. Obligé d'effectuer son départ pendant une embellie de la constitution médicale et atmosphérique, il dut s'embarquer dans un état assez satisfaisant de santé, et alors que les *inexpérimentés* croyaient *follement* à son rétablissement parfait et radical, lors même qu'il eût dû continuer de rester dans le pays.

NEUVIÈME OBSERVATION.

Mai 1835. — Nous ne donnerons de cette observation qu'un résumé très-succinct, le sujet ayant succombé trois quarts d'heures après son entrée à l'hôpital.

M. Quenneson, régisseur d'une habitation, âgé d'environ quarante ans, tempérament essentiellement bilieux, ancien dans la colonie, y ayant eu des maladies graves, entre autres des fièvres pernicieuses, contracte, sur son plantage, la colique végétale, dont les prodromes sont lents à se manifester, et dont le caractère ne paraît pas avoir été des plus intenses. Traité empiriquement par des matrones, il ne put se rétablir, et après un assez grand nombre de rechutes, si ce n'est plutôt après un long temps de phénomènes continus, il arrive à la ville dans un état semi-paralytique et profondément détérioré dans sa constitution.

Le confrère qui lui donne des soins reconnaît facilement la colique végétale, le traite, dit-on, à notre manière, mais ne lui applique cependant aucun vésicatoire le long de l'échine, ne lui fait pas non plus ingérer d'essence de térébenthine : aussi le voit-on marcher à grands pas vers une issue funeste, issue du reste qui pouvait être inévitable. Quoi qu'il en soit, quand la respiration est fortement engagée, signe à peu près mortel dans la colique végétale, M. Quenneson est évacué sur l'hôpital, où il s'éteint peu d'instants après avoir été mis dans son lit.

Ce cas malheureux vient appuyer mon opinion sur la léthalité de la colique végétale, abandonnée à elle-même ou mal traitée. Il confirme encore la remarque que la maladie dont il s'agit est fréquemment confondue avec l'empoisonnement à doses brisées, comme les nègres sont accusés de le mettre si souvent en œuvre sur les blancs. Il a été impossible de convaincre les gens de couleur qui entouraient M. Quenneson de la spontanéité de sa maladie, et peu s'en est fallu que la justice n'informât pour qu'il fût spécifié sur les causes et la nature de l'affection à laquelle succombait ce malade.

Cette circonstance, que je n'improvise pas à plaisir, mérite au plus haut degré de fixer l'attention des médecins qui exercent aux colonies, pays où la longanimité a peut-être sa plus véritable patrie, bien qu'en disent les aboyeurs de la philanthropie européenne ; mais où il faut aussi reconnaître que le merveilleux exerce son empire avec un despotisme parfois redoutable. N'ai-je pas vu une épidémie de dyssenterie, qui, parce qu'elle ne sévissait que sur une habitation isolée, fut d'abord prise pour un empoisonnement ? Aussi arrivai-je sur les lieux escorté de la justice et de la force armée. Les preuves les plus matérielles, le succès le plus complet par le traitement antidyssentérique purent à peine ramener les esprits, frappés qu'ils étaient de la mort de *huit* individus traités, au début d'une dyssenterie épidémique, par le simarouba et le baume samari-

tain ! A grand'peine fut obtenu l'élargissement des nègres désignés comme coupables, bien que leurs parents eussent été les
premières et presque les seules victimes !

Si la médecine légale offre en Europe des écueils qui en imposent aux premiers talents, de combien de dangers n'est-elle
pas environnée aux colonies ! et de quelle force d'âme, de quel
mâle courage ne faut-il pas s'armer quelquefois contre les pré-
jugés impérieux qui veulent subordonner la science ; contre ce
cri de l'ignorance qui étouffe la voix de l'expert, dont la mission
est d'instruire le magistrat ! Ce rôle difficile de médecin et de
philosophe éclairé, on ne le remplit pas toujours sans encourir
un blâme irréfléchi, il est vrai, mais dont le retentissement et
l'esprit de vindicte peuvent vous faire payer cher votre noble
conduite.

Nous voilà loin de notre sujet ; nous y rentrerons en indiquant qu'à la page 34 se trouve relatée l'autopsie du malade
qui fait le sujet de cette observation.

DIXIÈME OBSERVATION.

Mai 1835. — Voici une observation rédigée par le malade
lui-même ; elle est de M. Hérand, chirurgien-major de la goëlette de l'État *la Béarnaise :*

« Il y a environ quarante-cinq jours aujourd'hui, je fus atteint, pour la seconde fois, le 13 mai, et pendant notre séjour
au Para, de coliques bilieuses avec constipation, que j'attri-
buerai à une course prolongée à cheval et à des fatigues d'un
autre genre [1]. Ces coliques furent précédées pendant deux ou
trois jours de lassitudes générales, de douleurs obtuses très-
fortes dans les genoux, de pandiculations, de bâillements con-

---

[1] Les fatigues que ne désigne pas M. Hérand sont celles qu'il eut à supporter lors de la tentative faite par le gouvernement du Brésil pour rétablir
ses droits et son autorité au Para. Il y eut alors un combat assez meurtrier,
à la suite duquel M. Hérand pratiqua un grand nombre d'opérations, et soi-
gna seul, jour et nuit, les blessés qu'il avait secourus de son talent, assistés
d'un dévouement qui jusqu'à présent est resté sans récompense.....

tinuels, de soif inaccoutumée, et, le premier jour seulement, d'un frisson fugace. La bouche était amère, pâteuse, et la langue, qui était large, épaisse et plutôt décolorée que rouge sur les bords et à son limbe, présentait à son centre un enduit limoneux, poracé, très-dense. Les urines étaient rares, sédimenteuses, et leur émission difficile. Les selles, quoique tardives, n'étaient point encore tout à fait supprimées, et ce n'était qu'après des efforts inouïs qu'elles étaient émises, encore en très-petite quantité, et moulées exactement comme des crottins de chèvre. La peau conservait sa chaleur naturelle; et le pouls, quoiqu'il eût acquis un peu de fréquence, ne paraissait pas s'être éloigné de son type ordinaire. Il n'y avait pas insomnie, mais le sommeil était fréquemment interrompu et de courte durée.

A ces signes précurseurs ne tardèrent pas de se joindre des symptômes plus caractéristiques, tels que douleur épigastrique assez forte, augmentant par la pression, pesanteur vers cette région, et comme sentiment d'une barre de fer qu'on eût dit étendue suivant tout le trajet du colon transverse; soif toujours prononcée; même état de la bouche et de la langue; par intervalles, coliques avec une sorte de *constriction très-vive* dans tout le bas-ventre, ou mieux de *torsion* des intestins, et notamment vers la région ombilicale, ascendante et transverse du colon; alors, parfois aussi, tiraillement ou plutôt picotement au creux de l'estomac sans nausées ni vomissements, douleurs contuses insupportables aux lombes, constipation plus opiniâtre, pesanteur à l'anus, sentiment de cuisson pendant, et surtout à la fin de la sortie des urines, dont la couleur est toujours aussi foncée en rouge. Je dirai même que j'ai éprouvé à cette époque de la maladie ce que les personnes atteintes d'uréthrite aiguë ressentent dans la première période de cette affection : un besoin sans cesse renaissant d'uriner, à mesure que les dernières gouttes d'urine s'épanchent; chaleur anormale de la peau, fréquence et légère plénitude du pouls, pas de sommeil. Je ne pouvais pas même prendre du repos ni sur un côté ni sur l'autre, encore moins lorsque je voulais me coucher sur le dos; tout mon corps me semblait contus et brisé de coups. Je ne me trouvais un peu à mon aise, et encore n'était-ce que pour peu de temps, que lorsque je m'étendais à plat sur le ventre, ou que je rapprochais doucement mes cuisses de cette partie, comme si j'avais voulu la presser; sueurs nocturnes abondantes. Trois jours se passèrent dans cet état, et ce ne fut qu'au bout de ce temps que la plupart de ces symptômes commencèrent à s'amender un peu sous l'influence d'une diète sévère, d'eau gommée, toujours prise tiède, de frictions huileuses, opiacées, chaudes, de fomentations émollientes, appliquées sur le bas-ventre, et de lavements de même nature. Je regrettais bien dans cette circonstance de manquer de sangsues; il est probable qu'elles auraient apporté un soulagement plus prompt à mes douleurs. Mais cependant, afin de remédier à la constipation, qui devenait de plus en plus rebelle, je me mis à prendre en assez grand nombre, et même à doses plus qu'ordinaires des bols composés d'aloès, de calomel, et d'une quantité suffisante de savon médicinal, dont je connaissais l'efficacité, et pour seconder l'action de ces médicaments, je transformai les lavements émollients en lavements purgatifs. Mais, ni les uns ni les autres ne purent me faire aller à la selle. Les premiers me semblèrent ajouter à mes coliques, sans provoquer aucune déjection alvine; et c'est tout au plus si les seconds parvinrent à débarrasser en partie le dernier intestin des matières dures qui y étaient contenues : ces matières étaient rendues par fragments noirâtres, bosselées et recouvertes de mucosités épaisses. Les bols furent suspendus, et, bien que je prisse encore de temps à autre des lavements purgatifs, cette constipation n'en dura pas moins *dix jours,* après lesquels j'obtins quelques selles très-peu abondantes, tantôt demi-dures, tantôt en diarrhée, mais mêlées alors à beaucoup de glaires et de bile, et toujours suivies de pesanteur, d'ardeur et de chaleur âcre au pourtour de l'anus. Jusque-là je n'avais eu que peu ou point d'appétit, mais, dès ce moment, je le sentis s'augmenter de jour en jour, en même temps que la bouche perdait de son mauvais goût, et que la langue se nettoyait assez bien. La peau et le pouls étaient à l'état normal, et les coliques avaient tellement perdu de leur intensité, et revenaient à distances si éloignées les unes des autres, que je me croyais entièrement guéri, lorsque, le 3 juillet, reprenant la mer pour retourner à Cayenne, j'eus tout à coup une selle diarrhéïque, sans augmentation de douleurs abdominales, laquelle fut de nouveau suivie d'une constipation qui dura non-seulement pendant six jours, que nous passâmes en mer, mais qui ne céda aux moyens dirigés contre elle que trois jours après mon entrée à l'hopital, où je ne tardai pas à ressentir les heureux effets du mode de traitement employé par M. le médecin en chef contre cette redoutable affection, affection dont il a fait une étude particulière, et avec laquelle il s'est en quelque sorte identifié.

« A mon entrée à l'hôpital, le 13 juillet au matin, je présentais les symptômes suivants : facies décomposé, exprimant la tristesse, langue légèrement rosée à la pointe, peu sale, bouche pâteuse, très-peu amère, appétit, parfois coliques légères et sentiment de pesanteur au creux de l'estomac et vers la région du foie, bas-ventre ballonné, dur, sensible à la pression, douleurs tantôt aiguës et tantôt sourdes dans les articulations des genoux et des cous-de-pieds, brisement et lassitude des membres abdominaux, légère teinte ictérique de la conjonctive. Chaleur naturelle de la peau, pouls irrégulier, pas de selles depuis *huit jours*.

« A la visite du soir, même état symptomatique, pas de selle, même par le lavement émollient. Émission seulement d'une faible quantité de bile mêlée à une plus grande quantité de matières glaireuses. Chaleur moindre à l'anus, urines plus abondantes, moins briquetées et n'occasionnant plus de douleur en sortant.

« Pendant la nuit du 12 au 13 juin, j'eus un frisson de courte durée suivi d'une douce moiteur à la peau, engourdissement répété de la main droite et sorte de crampe ressentie au pied du même côté.

« Le 13, nuit assez tranquille, diminution peu sensible des symptômes de la veille, chaleur et pouls naturel, une selle occasionnée sans doute par le lavement purgatif et les pilules dont le tube intestinal a à peine ressenti l'effet.

« Le 14, sommeil prolongé, ventre moins tendu, plus mou, à peine sensible au toucher, l'ictère se dissipe, l'anxiété a disparu. Lassitudes et brisement des membres inférieurs beaucoup moindres. Même état du pouls et de la température de la peau, plus de mauvais goût à la bouche, la langue se déterge.

« Quatre selles copieuses obtenues par les purgatifs aloétiques et calomélisés.

« Le 15, le mieux se soutient, deux selles par le lavement purgatif seulement.

« Le 16, bien, mais pas de selles.

« Le 17, même état, une selle sans lavement.

« Le 18, retour de légères coliques vers la région ombilicale, que je dois attribuer au désir que j'avais eu de sucer une tranche d'ananas[1] et de prendre un peu de vin, depuis si longtemps que j'en étais privé dans mes minces repas. Je craignais une rechute, lorsque j'en fus quitte pour la peur et surtout pour n'avoir pas été à la garde-robe ce jour-là.

« Le 19, cessation de toutes coliques, le bien-être renaît, lassitude des membres presque entièrement dissipée, douleurs fugaces dans les orteils du pied droit, une selle naturelle, sans le secours du lavement.

« Le 20, je me sens tout à fait bien, et demande à sortir, M. le docteur Ségond me conseille d'attendre encore quelques jours, et je reste jusqu'au 28, afin que rien ne vienne plus entraver ma convalescence. Mes selles sont bien encore

---

[1] L'ananas est lourd, froid et indigeste ; je n'en permets jamais l'usage aux malades, ni même aux convalescents. (Note de l'auteur.)

irrégulières, mais je ne passe jamais plus de deux fois vingt-quatre heures sans en avoir, même sans l'emploi des bols aléotiques. Cependant il m'est arrivé, une ou deux fois, de prendre un lavement purgatif qui avait été prescrit conditionnellement. »

RÉFLEXIONS. — On voit que M. Hérand n'a été atteint qu'à un faible degré de la colique végétale. Dans le cours de son observation, il exprime le regret que lui causa le manque de sangsues; je ne puis me ranger de son avis, en ce sens, que si les sangsues conviennent contre certains phénomènes, tels que ceux qui émanent directement de l'inflammation, par exemple, elles ont, dans ce cas même, l'inconvénient d'accroître le despotisme nerveux qui fait ici le fonds de la maladie.

Si M. Hérand eût combiné les purgatifs avec les opiacés, il se fût plus promptement et plus sûrement soulagé, il n'eût pas attendu dix jours pour obtenir quelques selles. D'ailleurs, après l'aloès et le calomel, il faut un purgatif *liquide* quelconque, en un mot, après avoir, *chose indispensable*, agi sur le foie par les cholagogues, il faut frapper sur les intestins à l'aide de quelqu'une des substances propres à les émouvoir spécialement. C'est faute de combiner ainsi les divers médicaments capables de se donner un mutuel secours qu'on en vient à les accuser trop légèrement d'impuissance, et, si tout se lie dans la maladie, tout s'enchaîne aussi dans la médication.

ONZIÈME OBSERVATION.

13 janvier 1835. — Malherme, capitaine d'armes à bord de la goëlette *la Toulonnaise*, vingt-huit ans, constitution forte, tempérament bilioso-sanguin, dans la colonie depuis dix jours, se refroidit en montant la nuit sur le pont pour satisfaire à ses besoins naturels; revenu dans sa cabane, très-humide, il est longtemps à se réchauffer, et le matin il se lève , éprouvant des lassitudes , de l'amertume à la bouche et de légères coliques. Pendant deux jours , Malherme se traite lui-même, c'est-à-dire qu'il demande au vin chaud et à l'alcool la guérison de ses coliques, la fin de ses douleurs; n'en pouvant plus, il arrive à l'hôpital après trois jours d'invasion.

Facies sensiblement ictérique, exprimant la fatigue et la douleur, peau offrant un commencement d'aridité, de température normale , pouls lent, inégal et dur , langue rosée à son limbe, chargée d'un enduit jaunâtre à sa base, bouche amère et pâteuse, un peu de soif, perte complète de l'appétit, douleur s'étendant du nombril à la région duodénale, les téguments de l'abdomen sont brûlants , les nausées sont fréquentes, la constipation absolue depuis trois jours, les urines rares, limpides et d'une émission un peu gênée. Diète, orge nitré, aloès 8 grains, calomel 4 grains, savon méd. *Q. S.* à prendre en six bols d'heure en heure; bains de siége à volonté, frictions opiacées et flanelle émolliente sur l'abdomen, potion de morphine pour la nuit.

2e jour de traitement. — La nuit a été mauvaise, les douleurs abdominales, toujours vives, s'exaspèrent fréquemment, et alors sont insupportables; elles arrachent des cris au malade, dont l'agitation est extrême, l'anxiété déchirante: aussi le voit-on alternativement plié en deux dans son lit, ou s'y roulant avec désespoir; l'abdomen est tendu, le visage inquiet, le pouls serré, dur et inégal. — Prescription : Aloès 10 grains, calomel 5 grains , à prendre *illicò ;* à deux heures, petit-lait 2 livres, avec crème de tartre 2 onces; à six heures du soir, un lavement avec manne, ricin, glauber, ana 1 once, séné 2 gros; si celui-ci n'évacue pas, on en administrera un autre deux heures après, avec la feuille fraîche de tabac. Après les lavements, un bain de siége très-chaud et fortement vinaigré, puis embrocations calmantes, et flanelle émolliente sur l'abdomen , pour la nuit un julep diacodé.

3e jour. — Soulagement subit et soutenu depuis le dernier lavement, qui a procuré un grand nombre d'évacuations bilieuses et accompagnées de vives épreintes. Au milieu de cette bile érugineuse, évacuée par bas, des crottins noirâtres et d'une dureté remarquable, la vessie a aussi mieux fonctionné que la veille; en ce moment le malade repose, il offre une légère moiteur, le pouls est redevenu souple, superficiel et fréquent.

4ᵉ jour. — Le mieux continue, quelques heures de sommeil cette nuit, le facies n'est plus le même, la peau perd de son ictère, les urines coulent bien, il y a eu deux selles faciles; le malade, malgré ce mieux remarquable, accuse un sentiment douloureux dans les lombes, de l'engourdissement et de la pesanseur dans les membres abdominaux. — Prescription : Eau de poulet, petit-lait nitré, 4 grains d'aloès et 2 de calomel, *illicò ;* à deux heures, lavement purgatif, cataplasme d'ignames, arrosé d'huile de morphine, sur les lombes; frictions avec l'essence de térébenthine sur les membres, ce soir un looch térébenthiné avec 4 gros.

5ᵉ jour. — Évacuations abondantes et liquides, l'urine a bien coulé, sommeil presque non interrompu cette nuit, douleur des lombes dissipée, membres abdominaux libres et sans douleur aucune; le malade se dit tout à fait bien et demande à manger. — Prescription : Bouillon maigre, petit-lait nitré, un peu d'aloès et de calomel ce soir; encore un looch térébenthiné, mêmes moyens du reste.

A dater de cet instant, 18 janvier, Malherme s'est rétabli sans secousses et sans rechutes; il est sorti le 2 février parfaitement guéri, nous ne l'avons plus revu à l'hôpital.

Réflexions. — Voici ce qui s'appelle un succès complet obtenu par le genre de médication adopté ici; pas de sangsues, Malherme au contraire prend du vin et du punch sans se soulager, mais sans éveiller dans ses entrailles une inflammation manifeste. Reçu à l'hôpital, il ne prend à l'intérieur que des substances plus ou moins excitantes des voies digestives, et celles-ci perverties dans leur rhythme fonctionnel, mais non enflammées, s'en trouvent à merveille, puisque la guérison s'ensuit. Dira-t-on que l'irritation a cédé aux bains et aux applications émollientes! pauvre argument, car la médication intérieure eût annulé l'effet de pareils anti-phlogistiques.

Il faut donc convenir que ce cas incontestable de colique végétale a parcouru toutes ses périodes sans laisser percer le moindre indice de phlegmasie réelle, puisqu'un traitement opposé à ce dernier mode pathologique s'est montré tout à fait héroïque.

Du cas de Malherme se rapproche celui de Truau, qui le suit immédiatement ; MM. Chamberay et Dumal, officiers de *la Béarnaise*, nous présenteraient des observations analogues, mais qu'il serait comme fastidieux de reproduire. Ces messieurs, médicalement administrés comme Malherme, présentèrent, il est vrai, une convalescence moins régulière et moins rapide; ils furent même atteints d'une légère rechute qui les fit rentrer à l'hôpital; mais, soumis aux mêmes moyens, ils obtinrent une guérison radicale. Le retour de M. Dumal en France n'eut pas lieu comme nécessité; il fut *consenti* et non ordonné.

On remarquera ici que le lavement de tabac a parfaitement bien opéré, moyen précieux contre la constipation la plus opiniâtre; que le cataplasme d'ignames arrosé de morphine, *excellent* contre toute douleur rachidienne sympathique, n'a pas non plus manqué son effet; enfin, que la térébenthine a fait cesser la pesanteur des membres abdominaux, et qu'en excitant la muqueuse digestive, en liquéfiant pour ainsi dire les matières fécales, elle a comme jugé la maladie, paré à sa tendance récidivante.

DOUZIÈME OBSERVATION.

31 mars 1834. — Truau, fusilier au régiment de marine, âgé de vingt-trois ans, non acclimaté, constitution grêle, tempérament bilioso-nerveux, prend beaucoup d'exercice dans la cour du quartier, à la suite duquel il se trouve en grande transpiration, arrive à la chambrée, se place à une croisée du *vent* pour faire la conversation, qui se prolonge longtemps, avec un de ses camarades. Dans la soirée, lassitude, malaise général, deux jours d'abattement et de vagues coliques, après lesquels il vient à l'hôpital : visage sombre et craintif, léger ictère, sclérotique sensiblement plus foncé que la peau, dont la température n'est pas élevée, si ce n'est à l'abdomen ; elle est sèche et aride au toucher, pouls enfoncé, lent, irrégulier, langue rosée à son limbe, généralement muqueuse, mais chargée d'un enduit jaunâtre et saburral à sa base ; bouche amère, inappétence, soif, pesanteur à l'estomac, par instant, douleur vive et *lacérante* autour du nombril, pongitive et sourde à la région duodénale ; légère tuméfaction de l'abdomen, dont la palpation n'est pas douloureuse ; la compression apporte plutôt du soulagement aux coliques qu'elle ne les exaspère. Hier, il y avait des vents et des éructations ; aujourd'hui, les nausées sont assez fréquentes, aucun vomissement ; le ventre est absolument fermé depuis trois jours ; les urines, rares et mal élaborées, coulent péniblement ; le malade prend ce symptôme pour un commencement de blennorrhagie : pesanteur à l'hypogastre, point douloureux aux lombes ; le malade sent moins ses forces abattues que ses membres brisés et comme menacés de *rhumatismes*. — Prescription : Diète, orge nitré, aloès 8 grains, calomel 4 grans, savon médicinal Q. S., six bols à prendre d'heure en heure, bains de siége vinaigrés à volonté, onctions avec la pommade camphrée et opiacée sur l'abdomen, flanelle émolliente, julep diacodé pour la nuit.

2ᵉ jour de traitement. — Pas un instant de sommeil, coliques vives, dysurie pénible, sans selles, a vomi la dernière pilule, accablement plus grand, anxiété vive. — Prescription : Tartre émétique 3 grains dans infusion de feuilles d'oranger édulcorée 4 onces ; ce soir, aloès 10 grains, calomel 5 grains ; potion de morphine, bains de siége à discrétion, promener des sinapismes sur les points douloureux, continuer les onctions et fomentations.

3ᵉ jour. — Vomissements bilieux très-abondants par l'émétique, pas de selles; a eu quelques heures de repos, mais pas un instant de sommeil; même état du reste; l'abdomen devenu sensible à la pression.—Prescription : Petit-lait 2 livres, avec crême de tartre 2 onces, *illicò*, à deux heures, lavement purgatif, bain de siége vinaigré très-chaud; après les selles, si elles ont lieu, lavement de tabac répété pour les provoquer, si elles se font attendre, continuer la morphine en julep; *idem* pour les moyens accessoires.

4e jour. — Selles copieuses chargées de bile et mélangées de scybala; urine moins dysurique, calme général, un peu de sommeil cette nuit; le malade y paraît encore disposé; facies meilleur, ictère de beaucoup diminué, peau commençant à s'humecter; pouls devenu lâche, souple et fréquent; aucune douleur aux lombes, membres parfaitement libres. — Prescription : Bouillon d'herbes, petit-lait nitré, un grand bain, aloès 4 grains, calomel 2 grains; à prendre le soir, potion de morphine.

Inutile de donner plus d'étendue à cette observation; la convalescence marche avec rapidité, s'affermit; le malade sort après douze jours d'observation et ne rentre plus.

Pense-t-on, si l'on eût accueilli ce sujet avec des sangsues et des émollients, que le soulagement se fût montré aussi prompt, la guérison si rapide et si bien affermie?

TREIZIÈME OBSERVATION.

Février 1835. — Delboce, ouvrier *forgeron* dans la compagnie d'artillerie, vingt-six ans, constitution sèche, tempérament nerveux, expression sombre et irascible de la physionomie, dans la colonie depuis un an.

Cet individu, laissant là ses fourneaux et l'enclume, alors qu'il était en transpiration, et n'ayant pour tout vêtement qu'un pantalon de toile, s'oublie pendant une demi-heure à regarder ses camarades faire des armes sous un hangar ouvert à tous les vents; l'heure du travail approchant de sa fin, Delboce ne le reprend pas; se lave à l'*eau froide*, dîne, va se promener, rentre au quartier pour l'appel, et, peu d'heures après, se réveille en proie à de fortes coliques. Admis à l'hôpital le lendemain matin, il présente les symptômes suivants: visage exprimant la fatigue et la douleur, couleur de la peau pâle et jaunâtre; cette membrane est sèche, chaude à l'abdomen, froide aux membres; pouls plein, dur et lent; langue enduite d'un mucus jaunâtre, peu humide; soif, sentiment de pesanteur à l'épigastre, douleur vive alternant de l'ombilic à l'hypocondre droit, pas de selles depuis hier midi; ventre rétracté, non douloureux à la pression; celle-ci soulage, au contraire; les urines ont un peu coulé; lassitude générale, pesanteur des membres abdominaux, une sorte de torpeur dans la région lombaire.

Diète, infusion d'oranger, aloès 10 grains, calomel 5 grains, savon méd. *Q. S.*, six bols à prendre de deux heures en deux heures, bain de siége très-chaud et fortement vinaigré, à discrétion; sinapismes à promener sur les points douloureux de l'abdomen pendant les grandes douleurs; hors les paroxismes, embrocations opiacées; flanelle émolliente, potion de morphine pour la nuit.

2e jour. — A eu quelques instants de repos dans le bain et pendant l'action des sinapismes, sommeil nul, grande fatigue, même état général, pas de selles, plus de difficultés encore dans l'émission des urines, les lombes aussi sont devenues plus douloureuses. — Prescription : Diète, aloès 10 grains, calomel 5 gains, *illico ;* à midi petit-lait 2 livres, avec crème de tartre 2 onces; à six heures du soir un lavement avec deux feuilles de tabac, le répéter jusqu'à trois fois; s'il ne produit pas d'évacuation, continuer les autres moyens accessoires.

3e jour. — Évacué au troisième lavement de tabac, alors six selles abondantes et suivies de soulagement, quelques instants de sommeil cette nuit; ensemble des douleurs moindre, mais nouveau point douloureux dans la fosse iliaque droite, où l'on sent une dureté sans élévation sensible; les urines ont mieux coulé, le malade se dit mieux, son pouls s'est déprimé, il est remarquablement lent, la peau est moins aride. — Prescription : Diète, petit-lait nitré pour le jour, infusion d'oranger pour la nuit, cataplasme éthéré sur la fosse iliaque droite ; même prescription du reste.

4e jour. — La nuit a été bonne, deux selles hier soir ; la douleur et la dureté siégeant à la fosse illiaque droite, sont dissipées, l'abdomen est ferme, affaissé ; le malade a rendu une grande quantité de vents, ce qui l'a beaucoup soulagé. La peau est sèche et brûlante, surtout à l'abdomen ; le pouls est redevenu plein, sec et fréquent, la langue est toujours saburrale, la bouche très-amère. — Prescription : Eau de poulet, petit-lait nitré, aloès, calomel et morphine, lavement, bains de siége, embrocation et fomentation.

5e jour. — Hier soir à neuf heures les coliques sont redevenues vives, elles occupaient tout l'abdomen, faisaient jeter des cris au malade qui se roulait à terre sur sa couverture. Il n'avait eu qu'une selle dans la journée ; les bains de siége, les sinapismes, les lavements, d'abords purgatifs, puis anodins, ont fini par l'évacuer et le soulager. A l'instant du paroxisme douloureux, il était sans pouls ; ce matin il est encore petit et concentré ; une selle vient d'avoir lieu spontanément. — Prescription : Diète, eau de poulet, infusion d'oranger, une potion avec l'infusion de corossol et 20 gouttes de teinture de castoréum à prendre par cuillerées dans la journée ; à quatre heures de l'après-midi, aloès 4 grains, calomel 2 grains ; ce soir un lavement avec 6 grains de camphre, pour la nuit une potion de morphine, demain matin un lavement avec deux feuilles de tabac, continuer les bains et les fomentations.

6e jour. — Bien évacué, amélioration sur tous les points.

7e jour. — Les selles ont été très-abondantes ; abdomen mou, un peu détendu ; sans colique aucune, mais douleur vive survenue à la région lombaire droite, cette douleur s'accroît au tact et devient insupportable à la pression (le malade fait observer qu'il a fait, il y a quelque temps, une chute

assez grave sur la fesse droite), le pouls est plein et fréquent.—
Prescription : Petit-lait nitré, trente sangsues sur le point douloureux, cataplasme laudanisé après leur chute ; même prescription du reste, seulement le lavement de tabac converti en lavement émollient.

8e jour. — Douleur lombaire diminuée, embarras dans les
hypocondres, tension de l'abdomen, les téguments en sont
brûlants, il y a eu deux selles, le pouls est sec et fréquent. —
Prescription : Encore vingt sangsues sur la douleur lombaire,
même moyen du reste.

9e jour. — Hier, à deux heures de l'après-midi, le malade
s'est plaint de douleurs atroces dans tout l'abdomen, il se roulait sur son lit, poussait des hurlements, voulant s'ouvrir le
ventre avec un couteau, il est remarquable que depuis cet instant il existe une tuméfaction sensible dans la région du foie,
laquelle s'étend même vers la fosse iliaque correspondante.
Le malade prétend qu'il est des instants où l'abdomen se gon-
fle et se boursoufle tout à coup pour reprendre ensuite son
volume primitif ; il y a beaucoup d'exaltation cérébrale, la
face fortement grippée, elle a subi une altération sensible, le
pouls est petit, concentré, misérable. La peau est généralement chaude, l'abdomen brûlant.—Prescription : Une saignée
de 14 onces, soixante sangsues à l'hypocondre droit, puis frictions mercurielles et cataplasme émollient, un lavement avec
calomel 24 grains, huile de ricin 2 onces, infusion d'oranger
pour boisson, potion de morphine à prendre par cuillerées,
vésicatoire lombaire immédiatement après les saignées ; le panser avec la morphine.

10e jour. — Changement inouï dans l'état du malade, som-
meillé une partie de la nuit, toute douleur dissipée, quatre
selles liquides, tuméfaction du foie diminuée de moitié. —
Prescription : Eau gommée, frictions mercurielles sur l'abdomen, un lavement aloétique et calomélisé. Ce soir même prescription du reste.

A dater de ce moment, Delboce a progressivement et ré--

gulièrement marché vers la convalescence, il a encore séjourné vingt jours à l'hôpital, dont une partie s'est passée en observation ; il n'y est plus revenu pour la même maladie.

Réflexions. — Ici il faut accepter le bon office de la saignée et des sangsues, mais il faut aussi reconnaître que le vésicatoire s'est montré héroïque ; à dater de son application, tout est rentré dans l'ordre ; je ne crains pas de dire que je suis dans l'*admiration* d'un pareil moyen, et que s'il fallait y renoncer, je renoncerais aussi à traiter la colique végétale.

Quant à la saignée, elle a plutôt été dirigée contre l'imminence de la complication hépathique que contre la colique elle-même, l'effervescence cérébrale en établissait aussi l'opportunité. Dans le résultat promptement favorable que nous avons obtenu ici, nous ferons entrer en ligne de compte le mercure doux largement employé.

QUATORZIÈME OBSERVATION.

juillet 1835. — Buir, matelot, trente ans, constitution forte, tempérament bilieux, à Cayenne depuis quelques jours seulement, se sent pris de colique végétale pendant une nuit qu'il passe dans son hamac, pendu aux agrès du navire.

Les douleurs ne sont pas des plus intenses, mais comme il se rappelle les avoir ressenties, il y a quatre ans, en quittant la côte de *Sumatra*, il en conçoit une peur vive, et arrive à l'hôpital à la pointe du jour.

Buir raconte qu'il a vu la maladie dont il se sent atteint faire d'affreux ravages à bord du trois-mâts *le Saint-Louis*, alors qu'en 1830 il quittait la côte de Sumatra pour revenir à Nantes, port du départ. De vingt hommes qui formaient l'équipage de ce navire, neuf furent atteints du *barbiers* (nom qu'ils apprirent à Bourbon). Sur ces neuf malades, trois moururent à bord, deux furent mis à l'hôpital de Saint-Denis, et il n'en a rien appris, les quatre autres revinrent en France dans un état de maigreur extrême et paralysés des membres supérieurs ;

lui a depuis lors conservé l'auriculaire et l'annulaire de la main gauche dans un état de flexion permanente.

Les symptômes qu'il présente aujourd'hui sont les suivants: facies altéré, teinte cuivreuse de la peau, qui semble plutôt justifier d'un long séjour sous les tropiques que liée à l'état morbide actuel ; pouls lent et déprimé, langue saburrale au centre, peu humectée, bouche amère, nausées continuelles, a vomi deux fois en venant du bord à l'hôpital, douleur vive s'étendant du nombril à l'hypogastre, constipation depuis hier, difficulté à émettre les urines, qui sont blanches et peu abondantes, pesanteur de tous les membres, douleur dans les deux derniers doigts de la main gauche. Malgré la constipation la plus absolue, les envies d'aller à selle sont vives et fréquentes, il en est de même pour les urines.

Considérant les antécédents de Buir comme de nature à commander une médication active, je prescris à l'instant le vésicatoire aux lombes; on donne le soir même 4 grains d'émétique, puis on fait passer l'aloès et le calomel, un lavement, qui contient ces mêmes substances, est administré pour être conservé toute la nuit; un julep anodin et la morphine pour pansement complètent cette première prescription.

2ᵉ jour.—L'émétique a produit beaucoup d'effet et amené un soulagement sensible; depuis l'action du vésicatoire, les douleurs sont presque nulles; mais il n'y a pas encore eu d'évacuations alvines, les urines ont coulé encore avec plus de difficulté; à cela près, le malade est très-satisfait de son état, et au changement qui s'est opéré depuis le traitement, il conçoit l'espérance d'une guérison prompte et facile.—Prescription : Diète, petit-lait 2 livres, crème de tartre 2 onces, *illicò;* à deux heures de l'après-midi, lavement fortement purgatif; à trois heures, un second lavement avec la feuille de tabac; pour le soir, un looch térébenthiné avec 4 gros, morphiné avec 1/2 grain.

3ᵉ jour. — Évacué dans la soirée, urines plus abondantes, et sortant avec moins de douleur, quelques instants de sommeil cette nuit, mieux sensible, moins de sécheresse à la peau, pouls relevé, coliques presque nulles, pression de l'abdomen moins douloureuse, membres dégagés.—Prescription : Petit-lait nitré pour le jour, infusion d'oranger gommée pour la nuit, matin et soir 4 grains d'aloès, 2 grains de calomel; pour la nuit un looch térébenthiné et opiacé, pour demain matin un lavement purgatif.

4ᵉ jour. — A reposé une grande partie de la nuit, évacuations alvines répétées, urines faciles et mieux élaborées, sentiment d'appétit, le malade demande du bouillon.—Prescription : Bouillon de poulet, petit-lait simple, à deux heures deux bols aloétiques et calomélisés, pour le soir un looch térébenthiné et opiacé.

Du *4ᵉ* au *16ᵉ jour*, mieux progressif qui a permis de conduire le malade jusqu'à la demie d'aliments.

Dans la nuit du *16ᵉ* au *17ᵉ jour*, pluies abondantes, vent et tonnerres, le lendemain matin retour des coliques et d'un léger ictère. La même médication, y compris le vésicatoire qui était supprimé depuis quatre jours, remédie promptement à cette rechute, à laquelle n'en succède point d'autres, et Buir retourne à bord de son navire, qui ne tarde pas à faire voile pour Marseille.

Ce marin, se rappelant les douleurs inouïes qu'il avait éprouvées à bord du *Saint-Louis,* et se retraçant l'issue funeste de la maladie de ses camarades, ne cessait, dans son langage énergique de matelot, de répéter qu'on traitait f..... bien la colique dans cet hôpital, et qu'il aimerait mieux en être repris dix fois à Cayenne qu'une seule fois dans l'Inde. — Tout l'honneur de cette comparaison n'appartient pas au traitement que nous suivons, et l'on sait que dans l'Inde la colique végétale est plus intense et plus redoutable qu'à la Guyane.

QUINZIÈME OBSERVATION.

Juin 1835. — Le nommé Lebourch, soldat de la marine,

âgé de vingt-cinq ans, à Cayenne depuis quatre ans, tempérament nerveux, constitution primitivement faible et détériorée par le séjour à la Guyane, qui a été marqué par des fièvres intermittentes répétées et quelquefois graves.

Cet individu, entré à l'hôpital le 17 juin pour une fièvre rémittente, était en convalescence depuis quelques jours, mangeait la demie d'aliments, quand, le 3 juillet, il fut pris de colique végétale. Hier soir, après s'être promené dans les cours et s'être assis sous le tamarinier, Lebourch a été pris de coliques assez vives, sans avoir pour cela fait appeler le chirurgien de garde : aussi n'a-t-il obtenu aucune rémission pendant la nuit, qui s'est passée sans sommeil. Il est peut-être bon de rappeler qu'il dut la fièvre qui l'amena cette fois à l'hôpital au refroidissement qu'il éprouva en entrant dans le canot du passager de *Macouria*, où il était arrivé en sueur et fatigué d'une longue marche.

Aujourd'hui, Lebourch présente les symptômes suivants : facies pâle et triste, légèrement ictérique, peau chaude et peu humectée, pouls plein, sec et lent, langue décolorée, nausées répétées et ne pouvant manquer d'amener le vomissement, pesanteur à l'épigastre, douleur vive dans le colon transverse, peu d'urine, pas de selles depuis deux jours. — Prescription : Diète, eau gommée, aloès 8 grains, calomel 4 grains avec savon médicinal, faites six bols à prendre d'heure en heure, un grand bain vinaigré, embrocations opiacées sur l'abdomen, fomentations émollientes. Un lavement avec addition d'extrait gommeux d'opium 1/2 grain.

4 juillet. — Le malade a vomi les deux premiers bols aléotiques qu'on lui a administrés; même état du facies, l'ictère est plus général et plus intense que la veille, la peau est rugueuse, sans augmentation de chaleur, le pouls lent, plus inégal et plus profond qu'hier, la langue sale à sa base, décolorée sur ses bords, la bouche amère, la soif assez grande, une douleur gravative intense occupe le colon transverse; les urines coulent péniblement, il y a eu cinq selles, tantôt li-

9.

.quides et bilieuses, tantôt dures, sèches et noirâtres. — Prescription : Infusion d'oranger gommée, une pilule d'heure en heure composée avec aloès 3 grains, calomel 1 grain, à quatre heures du soir un lavement avec huile de ricin 1 once, calomel 12 grains, manne 1 once, séné 1 gros, frictions mercurielles sur le foie, sinapismes à promener sur les points douloureux de l'abdomen, une potion de morphine pour la nuit.

5. — Peu de repos cette nuit, quelques vomissements bilieux dans la soirée, l'amaigrissement se fait déjà remarquer, le facies est plombé, le pouls lent, plein et sec, la langue d'un blanc jaunâtre au centre et à sa base, les coliques sont vives, le ventre s'empâte et s'élève, quelques vents trouvent issue par la bouche, aucun ne s'échappe par l'anus; il y a dysurie fatigante, douleur rachidienne, les extrémités s'alourdissent, petite selle non suivie de soulagement. — Prescription : Infusion d'oranger gommée, deux bols aloétiques et calomélisés à prendre *illico*; dans deux heures d'ici, petit-lait 2 livres, avec addition de crème de tartre 2 onces, à quatre heures du soir un lavement fortement purgatif, puis un bain de siége tres-chaud et vinaigré. Embrocations opiacées et fomentations émollientes sur l'abdomen. Douze sangsues contre la dysurie, un cataplasme de pommes de terre arrosé de liniment de morphine sur les reins, un julep diacodé pour la nuit.

6. — Selles nombreuses après le lavement purgatif d'hier, quelques instants de repos pendant la nuit, la douleur rachidienne diminuée par le cataplasme morphiné, la dysurie également apaisée par les sangsues. Malgré cette amélioration partielle, le pouls conserve, presque avec la même intensité, les caractères propres au mal, le facies n'indique pas encore la convalescence, le malade est fatigué par les gaz abdominaux, le ventre demeure tendu et généralement douloureux. — Prescription : Petit-lait nitré pour le jour, infusion d'oranger pour la nuit, ce soir deux bols d'aloès et de calomel, un lavement purgatif, continuation des autres moyens auxiliaires.

7. — Peu de changement dans l'état du malade qui commence à s'affecter; même prescription.

8. — Un peu mieux ce matin, a joui de quelques instants de sommeil, trois selles liquides et bilieuses. — Prescription : Bouillon de poulet fortement herbacé, orge nitré; soir et matin, 4 grains d'aloès et 2 de calomel, potion de morphine pour la nuit, le reste *ut suprà*.

9. — Sentiment de mieux, les coliques sont beaucoup plus légères, la langue est grisâtre et décolorée, le pouls se rapproche davantage de l'état normal, trois selles suivies d'un grand soulagement; même traitement.

10. — Même état, seulement envies plus fréquentes d'uriner, trois selles de matières très-dures. — Prescription : Bouillon maigre, petit-lait nitré, le soir 4 grains d'aloès et 2 de calomel, un lavement purgatif pour demain matin, continuation des bains, des fomentations et autres moyens accessoires.

A dater des dernières selles, qui ont été liquides et chargées de bile, Lebourch a été progressivement mieux, mais des douleurs hémorrhoïdales sont survenues; il était dans un état de convalescence apparente, quand, sans cause appréciable, il a été repris, le 16, de coliques et de constipation. Cette crise n'a été ni intense ni prolongée, un peu d'aloès et une pinte de petit-lait tartarisé, en ramenant les selles et la liberté du ventre, l'ont aussi conduit à une convalescence durable, après quinze jours de laquelle, le 5 août, le malade est sorti de l'hôpital parfaitement guéri. Il n'a plus offert de rechutes.

SEIZIÈME OBSERVATION.

14 février 1835. — Jaucher, fusilier, vingt-trois ans, tempérament bilieux, non acclimaté, récemment rétabli d'une fièvre intermitténte tierce, éprouve pendant une faction de nuit un refroidissement prolongé. Après deux jours de l'action de cette cause et de l'apparition de prodromes peu saillants, Jaucher entre à l'hôpital dans l'état suivant :

Affaissement général, teinte jaunâtre de toute l'habitude du corps, peau chaude et légèrement aride, pouls concentré, lent et inégal, langue humide, offrant un enduit jaunâtre à sa base, soif, inappétence, douleur épigastrique vive, poignante et ne laissant pour ainsi dire pas de repos, vomissements glaireux suivis de soulagement, embarras dans tout l'abdomen, constipation, urines rares, difficiles et mal élaborées, brisement ou mieux alourdissement des membres. — Prescription : Diète, orge nitré, aloès 2 grains, calomel 1 grain d'heure en heure jusqu'au soir, bains de siége vinaigrés et répétés autant de fois que le malade le demandera, embrocations avec l'huile camphrée et opiacée, fomentations émollientes pour le soir, une potion avec 1/2 grain d'acétate de morphine.

3e jour d'invasion, 2e de traitement. — Presque pas de sommeil pendant la nuit, angoisses, agitation, membres plus pesants et commençant à être douloureux, mêmes symptômes du reste, le ventre commence à se ballonner, pas de selle. — Prescription : Diète, infusion d'oranger édulcorée, à prendre quatre bols, à une heure d'intervalle, avec aloès 8 grains, calomel 4 grains, savon méd. *Q. S.* — Potion morphinée pour la nuit, continuer les autres moyens auxiliaires.

4e jour d'invasion, 3e de traitement. — Quelques instants de repos pendant la nuit, douleurs abdominales moindres, excepté la région hypogastrique qui se fait péniblement sentir, et que la pression rend très-douloureuse ; ténesme vésical, pas de selle, nausées, éructations et échappement de gaz par la bouche. — Teinte ictérique plus prononcée, facies empreint de fatigue et de lassitude. — Prescription : Diète, infusion d'oranger, aloès 4 grains, calomel 4 grains, avec savon méd., faire trois pilules qu'on prendra à une heure d'intervalle. — A deux heures de l'après-midi, petit-lait 2 livres, avec crème de tartre 2 onces ; à six heures du soir, un lavement fortement purgatif, puis bains de siége vinaigrés donnés à discrétion ; ce soir, une potion avec 1/2 grain d'acétate de morphine.

5e jour d'invasion, 4e de traitement. — Évacuations abondantes sur les huit heures du soir, nuit meilleure, ventre moins tendu et moins douloureux à la pression, les urines plus abondantes, mais chaudes, chargées et ténesmoïdes, les membres se dégagent, le malade se dit beaucoup mieux et demande du bouillon. — Prescription : Bouillon de poulet fortement herbacé, petit-lait nitré dans la matinée, puis à midi 4 grains d'aloès et 2 de calomel, à quatre heures un lavement purgatif, à six heures un bain de siége vinaigré; pour la nuit, une potion de morphine.

6e jour d'invasion, 5e de traitement. — Mieux général, le malade demande à manger, se fâche de ce qu'on ne lui accorde que du bouillon de poulet, il menace de se procurer des aliments. — Prescription : Petit-lait nitré pour le jour, infusion d'oranger pour la nuit, 4 grains d'aloès et 2 de calomel *illicò.* Deux bains de siége, un lavement purgatif à trois heures de l'après-midi, une potion morphinée *serò.*

7e jour d'invasion, 6e de traitement. — Douleurs qui ont commencé dans la journée sur les deux heures et qui se sont prolongées toute la nuit, pas un instant de repos, si ce n'est lors de l'immersion dans le bain, d'où le malade ne veut plus sortir quand il y est. Il avoue avoir mangé du pain et de la viande, et de plus jeté ses médicaments. Le ventre s'est fermé, ballonné, et est redevenu sensible comme au premier jour, les extrémités sont lourdes et douloureuses, la dysurie très-pénible et préoccupant plus le malade que les autres douleurs, son facies est plus altéré que par le passé; il déplore l'excès qu'il a commis, et redoute l'issue de sa maladie. — Prescription : Diète, infusion d'oranger, un double vésicatoire à la région lombaire, pansé ce soir avec 1/2 grain de sulfate de morphine. Donnez *illicò* aloès 6 grains, calomel 4 grains; à huit heures du soir un lavement avec manne, ricin et glauber, ana 1 once, plus sené 2 gros, frictions sur l'abdomen avec la pommade camphrée et opiacée, y maintenir des fomentations émollientes, donner un julep pour la nuit avec 1/2 grain d'acétate de morphine, frictionner trois fois les membres avec l'huile de térébenthine opiacée et chauffée au bain-marie.

8e jour d'invasion, 7e de traitement. — Sitôt l'action du vési-catoire bien prononcée, cessation des coliques et des douleurs des membres; dans la soirée, nombreuses évacuations chargées de bile noire, qui occasionnent beaucoup de ténesme, alors prescrit un lavement émollient. Nuit bonne, sommeil et transpiration, pouls devenu souple, superficiel et régulier, un peu accéléré, les urines ont aussi été facilement émises; elles sont lourdes, troubles, jaunâtres et sédimenteuses. Une détente aussi grande dans l'état du malade l'a complétement affranchi des idées mélancoliques qui le tourmentaient la veille. — Prescription : Diète, eau de poulet orgée et nitrée, 4 grains d'aloès, 2 de calomel, pommade opiacée sur l'abdomen, frictions térébenthinées sur les membres, potion morphinée pour la nuit, panser le vésicatoire soir et matin avec sulfate de morphine, 1/2 grain.

A dater de cette dernière médication, Jaucher a marché vers sa convalescence, mais en éprouvant quelques jours de constipation, ceux où l'on suspendait l'aloès, et quelques re-tours de coliques ou de faibles douleurs dans les membres. La médecine du symptôme a parfaitement réussi. On a, par précaution, retenu ce militaire quinze jours à l'hôpital après la convalescence confirmée; il en est sorti le 20 mars, c'est-à-dire après trente-cinq jours de traitement et d'observation, il n'y est plus revenu pour la même affection.

Réflexions. — Tout ici coïncide avec la description géné-rale qu'on a lue, cause, époque (15 février); agent, air froid de la nuit; prédisposition, fièvre intermittente récem-ment guérie; symptômes, ceux qui caractérisent d'une ma-nière patognomonique, quoique peu intenses, la colique végétale. Marche assez rapide et l'on peut dire assez régulière, malgré les inconséquences du sujet, terminaison heureuse et non accompagnée de rechute; traitement favorable et ra-dical.

DIX-SEPTIÈME OBSERVATION.

Février 1834. — Morvant, artilleur, âgé de vingt-quatre ans, tempérament bilieux, convalescent d'une fièvre d'accès et se trouvant encore à l'hôpital, se tient longtemps à une croisée de l'est, direction dans laquelle souffle une forte brise ; quelques heures après il est pris de coliques sourdes qui épuisent rapidement ses forces ; les bains de siége, les lavements émolliens, les fomentations de même nature, les potions anodines ne procurent que peu de soulagement ; Morvant n'a pas dormi de toute la nuit ; le lendemain de l'invasion, à la visite du matin, il est dans l'état suivant.

2ᵉ jour. — Visage fatigué et offrant une légère teinte ictérique à laquelle participe la sclérotique ; peau chaude, crispée et aride ; pouls profond, lent, dur et irrégulier ; langue muqueuse et chargée vers sa base, soif, dégoût des aliments, quelques nausées, épigastre douloureux, région duodénale plus sensible encore, tortillement vers l'ombilic, l'hypogastre ne peut non plus être palpé sans douleur, le ventre se météorise ; les urines, blanches et peu abondantes, s'écoulent avec lenteur et d'une manière pénible ; il n'y a pas eu de selle, malgré tous les lavements administrés ; les membres sont rompus, selon l'expression du malade, qui de plus accuse une forte douleur dans le rachis. — Prescription : Diète, orge nitré, aloès 8 grains, calomel 4 grains, savon méd. *Q. S.*, faites 6 bols à prendre d'heure en heure, bains de siége à volonté, embrocations avec la pommade camphrée et opiacée sur l'abdomen, fomentations émollientes sur les lombes, cataplasmes de patates très-chaudes et arrosées d'huile de morphine, pour la nuit un julep avec 1/2 grain d'acétate de morphine.

3ᵉ jour. — Les bols d'aloès ont été vomis hier soir, il a en même temps été rendu une assez grande quantité de glaires et de bile, ce qui a beaucoup soulagé le malade, qui a eu quelques instants de repos pendant la nuit. L'abdomen

est encore tendu, pesant, mais moins généralement douloureux qu'hier, les coliques ombilicales ne reviennent qu'à des
intervalles plus éloignés, il n'y a pas eu de selles ; le facies,
la peau et le pouls offrent à peu près les mêmes caractères
symptomatiques que la veille.——Prescription : Diète, tartre émétique, 3 grains à prendre dans 4 onces d'infusion d'oranger
édulcorée. Les vomissements terminés, orge nitré, lavement
avec aloès 12 grains, calomel 6 grains, huile de ricin 1 once,
véhicule émollient 6 onces, à garder autant que possible,
potion de morphine pour la nuit, plus 8 grains d'aloès et
4 grains de calomel le jour en ingestion, continuation des
autres moyens auxiliaires.

4ᵉ jour.——Une bile abondante, d'abord jaunâtre, puis
d'un vert foncé, a été expulsée sitôt l'administration des premières cuillerées de la potion émétique, dont le tiers environ
a été donné au malade. Immédiatement après le vomissement,
il y a eu détente sensible, le malade s'est assoupi, a cessé de
souffrir, son pouls est devenu plus souple, moins rare et
moins irrégulier qu'avant la médication ; la peau, sans avoir
offert le phénomène de la transpiration, s'est cependant
montrée moins aride qu'avant l'émétique, le lavement aloétique, administré à midi, a été gardé jusqu'à dix heures du
soir, moment où il y a eu une légère évacuation, et, à l'instant même, cessation des coliques. Les bols aloétiques et calomélisés ont été tolérés par l'estomac, le malade a reposé
une partie de la nuit. Ce matin les selles semblant s'annoncer
par un assez grand mouvement dans l'abdomen, un lavement
fortement purgatif a été administré, alors évacuations abondantes chargées de bile ; un peu d'ardeur au fondement, mais
soulagement instantané, urines chargées, mais coulant assez
bien, facies meilleur ; en un mot, changement a vue dans l'état
du malade, qui s'est profondément endormi jusqu'à présent.

A dater de ce jour, Morvant a régulièrement marché vers la
convalescence ; il a continué pendant quelque temps à être
soumis aux bols et aux lavements aloétiques et calomélisés ;

de grands bains chauds et vinaigrés ont été prescrits de deux
jours l'un; chaque soir, et pendant le même temps, il a pris
sa potion morphinée; il a été bien couvert pendant la nuit,
chaudement vêtu le jour; a pris quelques bols composés avec
l'extrait de quinquina, le sous-carbonate de fer et le baume
du Pérou. Gardé en observation pendant quelque temps,
il est sorti de l'hôpital parfaitement guéri et de sa fièvre intermittente et de sa colique végétale, deux maladies qui, s'engendrant pour ainsi dire mutuellement, peuvent être considérées comme sœurs.

Réflexions. — On remarquera que la maladie a, chez
Morvant, débuté avec plus d'intensité et de brusquerie que
chez Jaucher; mais que, le traitement ne s'étant pas fait attendre, le soulagement a été plus prompt, la marche du mal
régulière (ici il n'y a pas eu d'excès commis); que l'émétique
nous a comme dispensé d'en venir aux vésicatoires lombaires,
que nous avons remplacés par un cataplasme de patates arrosé
d'huile de morphine. Je dois dire que ce moyen est assez héroïque contre la douleur rachidienne, non-seulement dans la
colique végétale, mais encore dans toute maladie marquée
par ce pénible symptôme. Les pommes de terre, les ignames
ou les patates conservent beaucoup mieux que les cataplasmes
ordinaires une haute température, ce qui les rend plus actifs
que ces derniers.

DIX-HUITIÈME OBSERVATION.

2 septembre 1834. — M. Chapelle, conducteur des
ponts et chaussées, âgé de cinquante ans, tempérament bilieux, acclimaté, convalescent d'une fièvre d'accès, est pris,
sans cause sensible, autre que sa profession et sa maladie,
de colique végétale. Facies ictérique, muqueuse buccale étiolée, soif, inappétence, pesanteur gastrique, coliques vives autour du nombril, constipation depuis quatre jours, fatigue
générale, membres brisés. — Prescription : Diète, petit-lait

nitré, aloès 6 grains, calomel 4 grains, savon médicinal *Q. S.* en quatre bols, à prendre dans la journée; bains de siége répétés, embrocations opiacées et fomentations émollientes sur l'abdomen ; potion de morphine et infusion d'oranger pour la nuit.

2ᵉ jour de traitement. — Toujours mêmes coliques; pas d'évacuations alvines; même état du reste; même prescription, plus, petit-lait 2 livres, avec crème de tartre 2 onces.

3ᵉ jour. — Sommeil imparfait, coliques plus vives vers le milieu de la nuit ; enfin, évacuations alvines de matières molles chargées de bile. Depuis lors le malade est soulagé. — Prescription : Eau de poulet, aloès 6 grains, calomel 3 grains, *illicò;* potion de morphine pour la nuit, un lavement avec l'huile de ricin à deux heures de l'après-midi; continuer les embrocations opiacées et les fomentations émollientes.

4ᵉ jour. — Sommeil tranquille, une selle dans les vingt-quatre heures, quelques coliques très-légères, pouls non fréquent, faiblesse et engourdissement des membres abdominaux. — Prescription : Soupe maigre, petit-lait nitré, 2 grains de calomel et 4 grains d'aloès, à prendre ce soir; pour demain matin, un lavement purgatif.

5ᵉ jour. — Sommeil un peu troublé par une douleur occupant l'arc du colon; il y a eu une selle; en somme, le malade est mieux. — Prescription : La même, plus un bain chaud vinaigré.

Encore huit jours d'observation et de précautions hygiéniques sagement calculées, après lesquelles M. Chapelle sort parfaitement guéri ; il n'a plus reparu à l'hôpital, et il a immédiatement repris son service fatigant.

Réflexion. — Voilà un cas aussi simple que possible de colique végétale, cette bénignité me paraît due à l'ancienneté du sujet dans la colonie, douze ans. Ma pensée est qu'un traitement anti-phlogistique pur eût exaspéré la maladie, comme je l'ai vu faire ou fait moi-même si souvent, avant d'être fixé sur le caractère névralgique de la colique végétale.

DIX-NEUVIÈME OBSERVATION.

Janvier 1835. — Galland, ancien militaire, maintenant jardinier de notre hôpital, âgé d'environ quarante-cinq ans, tempérament essentiellement bilieux, dans la colonie depuis douze ans, est, depuis environ trois ans, sujet à des retours non périodiques de la colique végétale. La cause constante qu'il assigne, et à la première atteinte et à toutes celles qui se sont succédé, est l'immersion prolongée des pieds dans l'eau, ou le refroidissement de tout le corps par les averses reçues pendant le travail. Cet homme est sobre et d'une vie régulière.

Je ne donnerai pas ici, jour par jour, les symptômes qu'il a présentés à diverses reprises; jamais les crises pour lesquelles je l'ai traité n'ont été intenses ni prolongées; en moins de quatre ou six jours, je l'ai toujours remis sur pieds; aussi disait-il que moi seul connaissais sa maladie, et que lorsque je quitterais la colonie, il n'y ferait pas *long feu.*

Cette dernière circonstance, je ne la signale ici que pour faire ressortir que, traité à l'aide des anti-phlogistiques par mon prédécesseur, les rechutes furent longues et désespérantes; en un mot que, pendant dix-sept mois, administré de la sorte, il ne passa que quelques jours hors de l'hôpital, et n'en sortit définitivement qu'à moitié paralysé.

Un autre intérêt découle encore de cette observation sommairement exposée, c'est que le cas de Galland démontre, de la manière la plus péremptoire, que tout individu qui a été fortement atteint de la colique dans un pays ou cette maladie est *endémique,* doit s'empresser de le quitter. L'acclimatement antérieurement acquis n'est plus qu'un privilége contestable pour ceux qui ont subi les coups de cette maladie; il peut se faire qu'elle soit moins intense, d'un caractère plus facile, mais il n'exempte pas toujours de rechutes successives l'individu qui s'est une première fois montré sensible aux causes qui la déterminent.

(142)

Jamais pour Galland je n'ai employé les vésicatoires, l'émétique quelquefois, les bols aloétiques et calomélisés, toujour prescrits, ont suffi pour le rétablir en moins de quelques jours, l'usage comme habituel qu'il faisait de ce dernier moyen le préservait depuis plus d'un an de toute atteinte lorsque je quittai Cayenne.

VINGTIÈME OBSERVATION.

Janvier 1833. — Les nègres ne sont pas exempts de la colique végétale; on pourrait même dire qu'ils y ont une prédisposition marquée, si l'on ne tenait compte des circonstances qui leur sont particulières; je veux parler de la nudité du torse, de l'abus du tafia et de l'habitude qu'a cette race, *essentiellement lubrique,* de courir la nuit et de se dégager, pour ainsi dire, dans l'ombre des chaînes qu'elle porte au grand jour.

Sous l'influence de la colique végétale, les nègres présentent, plus que les blancs, cette espèce de saturation biliaire, cette sorte de constitution morbide hépatique, qui a fait confondre et regarder comme une même maladie les coliques bilieuse et végétale.

Chez les noirs, ictère très-prononcé de la conjonctive, langue éminemment saburrale, peu humide et chargée d'un enduit jaune verdâtre, bouche très-amère, soif considérable, éructations et nausées continuelles, vomissements abondants de bile érugineuse, vive sensibilité aux régions duodénale et hépatique; pouls plein, fébrile, lent et inégal; peau d'ordinaire moins aride que chez les blancs, le plus souvent même elle est poisseuse et humide.

Campet avait, ainsi que moi, observé cette affection chez les nègres; cette circonstance ne détruit pas par elle-même l'avantage qu'on attribue à un long séjour dans le pays, à l'acclimatement enfin. On est tout naturellement porté à considérer les noirs comme indigènes aux colonies; cependant il faut tenir compte que beaucoup d'entre eux sont transplantés d'un sol sur un autre, et que l'habitant du golfe de Guinée subit une transition sensible, quand, de sa terre d'Afrique, il passe aux Antilles ou sur le continent américain. Tout en tenant compte de ces données, il ne faut pas attribuer à l'acclimatement une influence éminemment préservatrice, il ne saurait en être ainsi à propos d'une maladie dont on peut être atteint à plusieurs reprises sur le même sol, et, qu'après avoir contractée une fois dans un pays, on est si disposé à éprouver de nouveau dans toute contrée où elle règne accidentellement ou épidémiquement.

Un des anciens cas dont je me rappelle le mieux parmi ceux relatifs aux noirs, est celui qui concerne le nègre Alexis, *cuisinier* du trésorier de la colonie. Ce nègre *africain*, âgé d'environ vingt-quatre ans, d'une constitution nerveuse, sombre par caractère et quelquefois emporté jusqu'au délire, peu d'instants après son repas du soir, se prend de querelle avec un de ses camarades : la rixe va jusqu'aux coups; la colère est à son comble chez Alexis, sa rage se prolonge toute la soirée, à peine goûte-t-il un instant de sommeil; le jour n'était pas arrivé que de violentes coliques l'avaient déjà saisi.

Je fus d'abord appelé pour le traiter à domicile; mais la violence de ses douleurs, sa situation compliquée et les dépenses qu'aurait entraînées son traitement, le firent admettre à l'hôpital des noirs dont j'étais alors chargé. N'ayant pas tenu de notes journalières, je ne saurais les reproduire sous cette forme; je ne puis donc présenter qu'un résumé de cette observation.

Facies décomposé, sclérotique d'un jaune foncé et fortement injecté, corps comme amaigri; peau brûlante à l'abdomen, froide aux extrémités, humide et poisseuse dans sa généralité; pouls plein, lent et dur; langue sale, enduit bilieux accumulé à sa base; soif, vents par la bouche, éructations, nausées et vomissements; douleurs lacérantes autour du nombril, profondes et sourdes à la région duodénale, ventre tendu et boursoufflé, sensible à la pression, aucune évacuation depuis vingt-quatre heures ; dysurie, douleur lombaire intense, douleurs assez vives dans les coudes : le malade jette des cris perçants ; il demande la mort pour mettre un terme à ses souffrances ; il marche à grands pas dans la salle, ou prend les positions les plus bizarres ; il excite la compassion de tous ceux qui l'entourent.

A l'époque de la maladie d'Alexis, je n'avais porté aucune attention à la colique végétale, maladie que dans ma *virginité* physiologique je considérais comme une gastro-entérite avec phénomènes bilieux prédominants, me refusant à admettre la dénomination surannée de colique bilieuse par constipation.

Partant, j'employai un traitement purement anti-phlogistique ; je n'en vins pas à la saignée du bras, mais plus de trois cents sangsues couvrirent l'abdomen ; des bains, des onctions opiacées, des lavements émollients, des fomentations de même nature, tout enfin, avec l'opium à l'intérieur, fut mis en œuvre pour soulager et guérir ce pauvre nègre. Ce fut en vain que tant de sollicitude et de soins furent employés, les douleurs ne commencèrent à décroître que le *septième* jour, les évacuations alvines n'eurent lieu que le *onzième*, la maladie, sous forme aiguë décroissante, dura plus de vingt-cinq jours ; le malade sortit sensiblement amaigri, faible à n'en pouvoir plus.

Il rechuta trois fois, fut traité de la même manière, sans offrir, il faut en convenir, la paralysie des membres à un haut degré. Les extrémités étaient plutôt agitées de mouvements convulsifs que frappées de stupeur. Les convalescences furent longues et pénibles, les digestions longtemps difficiles, la sensibilité aux impressions atmosphériques extrême et alarmante ; quoi qu'il en soit, Alexis se rétablit complétement à la longue, et n'offrit pas de complications plus graves que celles observées sur plusieurs individus, qui, par la suite, furent plus rationnellement traités ; mais ceux-ci étaient des Européens, la plupart non acclimatés.

Si l'acclimatement ne constitue pas une disposition prophylactique absolue, il faut cependant convenir que les sujets qui l'ont en leur faveur se rétablissent généralement mieux que les autres, ce qui leur permet de continuer leur séjour dans le pays.

Relativement à l'étiologie, il est une chose à dire, c'est que les personnes anciennes dans ce pays ne sont d'ordinaire atteintes de colique végétale que sous l'influence de causes déterminantes, autres que les impressions provenant des vicissitudes atmosphériques; ainsi, c'est l'abus des liqueurs fortes, ou des excès dans les plaisirs vénériens, c'est le chagrin, un accès de colère ou la convalescence d'une fièvre intermittente. Ces mêmes causes figurent, il est vrai, dans la détermination de la colique végétale chez les nouveaux débarqués, mais ceux-ci peuvent plus facilement contracter la maladie, sans qu'à l'influence du climat viennent se joindre des circonstances identiques ou analogues à celles que je viens de spécifier.

VINGT-UNIÈME OBSERVATION.

14 juillet 1835. — Jacob, nègre, valet de chambre de M. le gouverneur, âgé d'environ vingt-huit ans, embonpoint assez marqué, mais organisation mobile et impressionnable, homme douillet et petit-maître, quoiqu'affranchi depuis peu, s'énerve par les plaisirs lascifs à la suite desquels il est atteint de colique végétale.

Admis dans mes salles, en sa qualité d'homme libre, il présente les signes suivants : visage abattu, sclérotique sombre et d'un jaune verdâtre, yeux injectés, peau chaude et fébrile, pouls plein, dur et légèrement fréquent, langue privée d'humidité, couverte d'un enduit limoneux, offrant la couleur du café au lait; bouche amère, soif, dégoût des aliments, horreur

10

de la viande , région épigastrique intumescente , non sensible à la pression, coliques occupant le centre de l'abdomen , elles se montrent par accès violents et prolongés, elles arrachent des plaintes au malade. L'hypocondre droit est le siége d'une douleur sourde, constante et que la pression augmente; pas de selles depuis trois jours, urine chaude s'écoulant avec peine et douleur, torpeur des lombes, membres lourds et comme rhumatisés. — Prescription : Diète, orge nitré, aloès 10 grains, calomel 5 grains, savon méd. *Q. S.* — Six bols à prendre d'heure en heure, bains de siége vinaigrés donnés à discrétion, onctions avec la pommade opiacée et fomentations émollientes sur l'abdomen ; dans les paroxismes douloureux, promener des sinapismes sur le ventre. Pour ce soir, lavement avec aloès 20 grains, calomel 10 grains, extrait gommeux d'opium 1 grain, véhicule émollient 5 onces, à garder aussi longtemps que possible, pour la nuit un julep de morphine.

2ᵉ jour de traitement. — Quelques rémissions éphémères dans les douleurs et les coliques, sommeil tout à fait nul, dysurie, pas de selle, fatigue excessive, plaintes incessamment renouvelées, tendance à vomir depuis ce matin. — Prescription : Potion vomitive *illicò;* cette médication accomplie, julep morphiné à prendre par cuillerées; pour le soir, aloès 6 grains, calomel 2 grains, un lavement d'aloès et de calomel à garder.

3ᵉ jour. — Vomissements abondants qui ont beaucoup soulagé, gargouillement et borborygmes semblant annoncer les selles, mais pas d'évacuations, état à peu près le même. — Prescription : Petit-lait 2 livres, avec crème de tartre 2 onces *illicò.* Lavement avec tabac frais à deux heures, continuer les moyens accessoires.

4ᵉ jour. — Hier, après le lavement, déjections alvines considérables, représentées par de la bile épaisse et des crottins durcis; les dernières n'ont eu lieu qu'avec beaucoup d'épreintes, ce qui a fait administrer deux lavements émollients et un bain de siége. L'état du malade n'est en rien comparable à celui d'hier, il se dit dans le paradis, le sommeil le gagne encore malgré que la nuit ait été bonne et calme. — Prescription : Bouillon de poulet, petit-lait nitré, un grand bain chaud et vinaigré avec deux pintes, frictions avec la térébenthine aux lombes et sur les membres, à deux heures 4 grains d'aloès et 2 de calomel, un looch térébenthiné pour le soir, demain matin un lavement purgatif.

5ᵉ jour. Le mieux continue, la gaieté revient et l'appétit se fait aussi sentir. — Prescription : Soupe de poule au vermicelle, petit-lait nitré, continuer l'aloès et la térébenthine opiacée en looch. Il serait inutile de transcrire les progrès vers la convalescence, ils ont été rapides, la rechute n'a pas eu lieu ; le temps passé à l'hôpital n'a été que de dix jours.

Réflexions.— Chez Jacob, les symptômes offraient un peu moins d'intensité que chez Alexis, il est vrai ; mais quelle différence cependant dans les résultats des deux traitements ! Que les sangsues fussent venues remplacer ici l'émétique, l'aloès et la térébenthine, et le nègre qui fait le sujet de cette observation, n'en eût certes pas été quitte à si bon marché.

Il serait inutile de citer un plus grand nombre d'observations concernant les nègres, pour établir que cette race, comme la nôtre, est sujette à la colique végétale. Lors de mon départ de la colonie, se trouvait dans un autre service que le mien, le nègre Jean-Baptiste, infirmier de la pharmacie ; ce nègre, très-actif et excellent serviteur, quittait souvent la nuit les *fourneaux* de la pharmacie pour *l'air frais* des cours, qu'il avait à traverser plusieurs fois pour aller porter les médicaments ou administrer les clystères. Je ne sais si la maladie fut d'abord exactement diagnostiquée, ou si, bien reconnue, on la traita *dès le principe* par la méthode aujourd'hui usitée à Cayenne. J'ignore aussi si, ayant adopté notre traitement, on ne tarda pas trop à employer les vésicatoires rachidiens, si les médicaments furent donnés *selon l'ordre successif* dont l'expérience et le raisonnement démontrent la convenance et l'opportunité ; toujours est-il que j'ai laissé ce pauvre nègre assez avancé dans le marasme, paralysé de presque tous ses membres et n'urinant que par l'usage de la sonde.

Mon but n'est pas ici de critiquer celui qui dirigeait sa maladie, puisque je n'ai pas une connaissance exacte de ce qui a été fait, tout, au contraire, me porte à croire que les choses ont dû se bien passer, mais ce cas, mieux que les deux autres peut-être, établit que les nègres sont bien réellement sujets à la colique végétale.

Il n'est ni oiseux ni superflu d'insister sur ce fait, attendu qu'on me paraît trop généralement persuadé du privilége comme sans exception qu'ont les nègres de ne pas participer aux maladies offertes par les blancs. Il n'en est point ainsi pour la colique végétale, et il faut en tenir note pour ne pas ajouter aux difficultés du diagnostic chez des individus peu capables d'expliquer leurs sensations, peu disposés à remonter aux causes ou très-intéressés à les dissimuler. Plusieurs de celles qui concernent la colique végétale sont de cette nature : excès dans le coït et les liqueurs fortes, courses et sorties clandestines pendant la nuit.

Maintenant, si l'on embrasse dans leur ensemble les observations qu'on vient de lire, il est facile de se convaincre que la colique végétale, quoique offrant des degrés plus ou moins variés d'intensité, présente cependant des caractères tellement indélébiles qu'on ne saurait les méconnaître, si on l'a observée un certain nombre de fois. Les complications qui se joignent à cette maladie, et qui quelquefois la dominent au point d'en voiler la priorité et les traits originels, n'abuseront donc que l'observateur nouveau, mais jamais le médecin habitué à combattre cet état morbide, une fois qu'il l'a bien compris et déterminé avec toute la précision que comportent nos moyens d'analyse.

Il serait vraiment bien important qu'on recueillît en divers points du globe un grand nombre d'observations particulières sur la colique végétale; c'est là une étude à laquelle doivent se livrer les médecins de la marine, eux à qui les circonstances semblent avoir dévolu la solution d'un grand nombre de problèmes intéressants pour la science et l'humanité.

Nous ne terminerons pas ce chapitre sans adresser de sincères remercîments à M. Auguste Roux, de Rochefort, jeune officier de santé, dont le zèle et l'intelligence nous ont été d'un si grand secours, là où se trouve frappé de nullité tout homme qui ne fait de puissants efforts pour surmonter ce penchant à l'indolence qui tend à dépraver l'habitant des régions équatoriales. C'est au dévouement de M. Roux, c'est à son amour pour la science, que nous sommes redevable de la plupart des observations que nous avons réunies dans cet écrit ; chaque jour il les a recueilies dans nos salles avec une patience bien digne d'éloges, avec une sagacité qui honore ses débuts dans la carrière.

EXPOSITION PHYSIOLOGIQUE,

OU ESSENCE DE LA MALADIE.

N'entreprenons-nous pas ici une tâche au-dessus de nos forces, et ne pourrions-nous pas, sans faire défaut au programme d'une monographie, nous dispenser d'aborder un pareil sujet?

En effet, quoi de plus difficile en médecine que d'arriver à la connaissance de la nature exacte des maladies! Un talent d'observation non contesté, une philosophie éclairée, une logique puissante, une probité scientifique reconnue, telles sont les conditions qu'il faut réunir pour prétendre à faire partager ses propres convictions. Ajoutez qu'il faut se présenter riche de faits dans l'étude desquels aucune circonstance essentielle n'a été négligée; que ces faits doivent être d'autant plus nombreux que la question à résoudre est ardue et compliquée; et vous comprendrez la crainte et l'hésitation qui accompagnent nos pas sur le terrain glissant où nous nous engageons maintenant.

Si, en thèse générale, l'analyse qui conduit à se former une opinion plus ou moins précise sur la nature des maladies est chose laborieuse et pénible, de combien de difficultés le problème n'est-il pas hérissé quand c'est d'une affection nerveuse qu'il s'agit? Encore, quand celle-ci reste à son état primitif et originel, quand elle ne marche pas accompagnée de complications nombreuses; que la série des phénomènes qui la constituent ne subit pas une foule de modifications dont le reflet bigarré vient éblouir l'observateur; encore est-il possible de pénétrer quelque peu avant dans l'essence ou le mécanisme intime du phénomène morbide.

Malheureusement nous avons affaire à la maladie la plus complexe, la plus bizarre et la plus protéiforme du cadre nosologique. De plus, l'affection qui nous occupe est une des moins avancées dans son étude ; les derniers travaux qui s'y rapportent sont, à bien dire, déjà surannés, ou du moins, n'ont-ils pas été entrepris dans le but de la mettre au niveau de la science, et de lui assigner une place déterminée dans les traités généraux.

Comment procéderons-nous pour arriver à la démonstration du caractère propre, de la nature essentielle de la colique végétale ? Suffirait-il d'en analyser les phénomènes, de les. traduire et de les étudier, abstraction faite des points de contact et d'analogie qu'ils présentent avec les signes réactionnels de plusieurs états morbides ? En d'autres termes, devons-nous nous borner à établir l'identité de notre maladie sans comparer cette identité à celles qui semblent s'en rapprocher et, pour ainsi dire, se confondre avec elles ?

A nous, il nous semble qu'il faut d'abord commencer par prouver que la colique végétale n'est point une *entité* chimérique ; que ce nom, quelque impropre qu'il puisse être, s'applique cependent à une lésion spéciale de l'économie, nous efforçant ensuite d'isoler d'une manière aussi complète que possible cette lésion de toutes celles avec lesquelles on l'a confondue. Par cette voie d'élimination, nous arriverons peut-être à un diagnostic assez précis pour diminuer de beaucoup l'hésitation et l'embarras qu'éprouve au lit du malade l'observateur qui, pour la première fois, se rencontre avec la colique végétale.

Dans cette manière de tracer une ligne de démarcation entre la névralgie du grand sympathique et les maladies avec lesquelles on l'a, pour ainsi dire, amalgamée, nous devrons nécessairement commencer par celles dont l'analogie est la plus grande et par conséquent la plus insidieuse, terminant par les affections dont les rapports peu intimes avec notre névralgie auraient dû éloigner de toute méprise, s'opposer à toute erreur de diagnostic.

Ces prolégomènes exposés, entrons en matière.

Jusqu'à présent nous avons procédé comme s'il ne pouvait

exister aucun doute sur le siége et la nature de la maladie que nous étudions ; dès les premiers pas, nous avons fait de la colique végétale *la névralgie du grand sympathique ;* et cependant les affections du système nerveux représentent un des côtés les plus obscurs de la pathologie !

Ainsi, quand à grand' peine on a distingué de l'inflammation d'un organe l'état morbide de son appareil nerveux, il reste à déterminer quelle est la forme et la nuance de cet état morbide ; a-t-on affaire à la *névralgie* ou à la *névrite* ? Telle est la question difficile à résoudre que doit se poser l'observateur.

Ce qui est doute et difficulté, relativement au système nerveux de la vie animale, devient plus insoluble encore quand il s'agit des nerfs de la vie organique ou végétative ; où en est aujourd'hui la science sur ce point de la pathologie médicale ?

Empruntons à l'un des livres les plus judicieux que nous possédions, aux Éléments de pathologie médico-chirurgicale de MM. Roche et Sanson, un paragraphe qui, tout en établissant la possibilité de maladies propres au système nerveux ganglionnaire, fait entrevoir la difficulté de l'investigation à laquelle nous allons nous livrer.

Il y est dit : « Sans être entièrement indépendant du système nerveux animal, le système nerveux de la vie végétative a néanmoins une action propre, des fonctions particulières, *probablement* des maladies spéciales, comme il a une organisation qui n'appartient qu'à lui. »

De cette supposition à la connaissance positive d'une maladie quelconque il y a loin, car, un peu plus bas, on lit dans le même ouvrage : « Les maladies de ce système sont à peine connues. On a trouvé quelquefois les ganglions ou les nerfs sympathiques enflammés, mais on ne sait à quels symptômes ces altérations correspondent. »

Quoi qu'il en soit des difficultés qui viennent en foule se présenter ici, nous tenterons la solution du problème et nous tâcherons de prouver que le grand sympathique a aussi ses *cris de douleur,* pour reproduire encore une fois l'expression la plus énergique du langage médical.

Certes, nous ne nous fussions pas donné une telle mission s'il eût fallu la remplir à l'aide de moyens purement théoriques; si les faits, plus forts et plus probants par eux-mêmes que les raisonnements dont notre faible logique entreprend ici de les étayer, ne fussent venus s'offrir sous un jour favorable, si la solution du problème n'était, pour ainsi dire, toute en eux.

Le rapport qui existe entre la nature des causes et celle des maladies est tel que l'ignorance des premières entraîne nécessairement celle des secondes : si c'est là un corollaire, on comprend difficilement qu'il se soit rencontré des médecins qui n'aient tenu aucun compte de l'étude étiologique. A la vérité cette hérésie ne s'est pour ainsi dire plus reproduite depuis que l'anatomie et la physiologie ont marché d'un pas rapide et bien affermi.

Ce n'est pas, on le pense bien, la nature *première* des causes, ce n'est pas non plus leur mécanisme *intime* sur nos tissus que nous nous proposons de dévoiler ici; ce sont là des opérations qui échappent à nos moyens d'analyse, des calculs privés de toute donnée première et qui, dans l'état actuel de la science, ne reposeraient que sur des inconnues.

Notre but n'est autre que de démontrer le rapport et l'analogie qui existent entre les modificateurs qui engendrent la colique végétale et ceux auxquels on a attribué la propriété d'irriter la substance nerveuse, ou du moins de concentrer sur elle le fluide qui en émane.

Les causes qui engendrent l'irritation ou la phlogose des organes digestifs sont si nombreuses et si variées, que leur élimination du cadre étiologique propre, ou plus ou moins particulier à l'exaltation du système nerveux qui préside à l'action de ces mêmes organes, est chose on ne peut plus difficile, on pourrait presque dire impraticable. En effet, qu'on se représente le nombre et la nature des agents que nous avons accusés de produire la colique végétale, et l'on s'apercevra qu'il n'en est pas un qui ne puisse éveiller la phlogose des voies alimentaires. Il faut donc, en quelque sorte, pour soutenir qu'ils n'ont point ici le même résultat, admettre que l'organe où nous plaçons la maladie présente, dans les circonstances où se produit la colique végétale, une vulnérabilité qui l'emporte sur celle de la muqueuse gastro-intestinale; en un mot, une affinité plus grande que cette dernière pour le modificateur pathologique.

Est-ce user de trop de subtilité pour étayer cette opinion, que d'établir que : sous l'influence de certains climats, comme sous celle de constitutions atmosphériques qui leur sont analogues, les organes de la vie intérieure sortent pour ainsi dire de leur sommeil, que, laissant là le rôle subalterne auquel ils sont prédestinés, ils tendent à se placer en première ligne !

Est-ce que dans les régions inter-tropicales, pays à névroses, s'il en fut, tout ne prouve pas la suractivité vicieuse de la plupart des organes de la vie intérieure ! De là cette torpeur cérébrale dont on ne sort que momentanément et à la manière du réveil en sursaut, de là cette usure prématurée des rouages intérieurs de la vie, ce qui en abrège sensiblement le cours; de là cet excès de sensibilité viscérale qui fait que l'estomac d'hommes grossiers et endurcis par le travail, ne peut plus supporter des aliments qui lui étaient naguère familiers, on pourrait dire inhérents.

Par les mêmes causes, nous avons observé des susceptibilités qui tenaient de l'hypocondrie; comme les sujets atteints de cette espèce de vésanie organique, nous avons vu des individus qui se sentaient digérer, qui avaient conscience de leur circulation ainsi que d'autres actes de la vie purement intérieure. Ne faut-il pas pour cela, en dehors de l'état maladif proprement dit, une prédominance d'action de la part du grand sympathique? Quant à nous, nous voyons ici une sorte de contre-révolution aux lois qui maintiennent l'équilibre entre les deux systèmes nerveux, et celui de la vie organique nous paraît offrir une disposition qui tient du somnambulisme.

Que s'il est difficile d'arriver à la preuve mathématique que, là où règne endémiquement ou épidémiquement la colique végétale, le nerf grand sympathique se montre plus vulnérable par les causes irritantes que la muqueuse digestive, par exemple, on conviendra du moins que, la maladie une fois développée, le système nerveux abdominal présente une susceptibilité extraordinaire. En effet, dans la convalescence déjà affermie, longtemps même après qu'on est guéri de la colique végétale, on montre pour les vicissitudes de l'atmosphère une sensibilité toute morbide et que d'abord on croirait tenir de l'intuition, quand on voit les sujets que nous avons en vue prédire et annoncer, avec une précision remarquable, les phénomènes qui se préparent dans l'océan aérien [1].

En sus de la disposition première que présentent certains sujets à la colique végétale, n'est-il pas remarquable, et n'avons-nous pas vu, que les convalescents en général et les fébricitants en particulier, étaient les personnes les plus spécialement atteintes de la maladie? Que déduire d'une remarque aussi vraie, aussi constante, et qui se trouve confirmée par les plus grands observateurs, si ce n'est que le système nerveux abdominal est ici plus en jeu que tout autre organe, que plus que les viscères auxquels il s'irradie, ce système présente de l'affinité pour les agents doués de propriétés irritatives?

Pour ce qui concerne les fébricitants, serait-ce émettre une hypothèse purement gratuite que de considérer la prédisposi-

---

[1] Les sujets qui ont été atteints du choléra ne présentent-ils pas encore un exemple frappant de la même disposition organique? Eh bien, n'est-il pas admissible que cette maladie, ainsi que le typhus et autres grandes calamités morbides qui ne prennent pas source dans un virus proprement dit, modifient pour longtemps le phénomène de l'innervation, comme elles en ont une première fois troublé l'harmonie, enrayé la marche régulière? Il nous semble que dans les maladies continues on devrait tenir grand compte du système ganglionnaire, dans les maladies intermittentes du système de relation.

tion offerte par ces derniers comme dérivant de la solidarité des deux systèmes nerveux, solidarité qui aurait ici pour effet d'obliger, en quelque sorte, le système ganglionnaire à se charger à son tour du fardeau de la maladie? S'il en était ainsi, nous envisagerions ce phénomène sous l'aspect d'une révulsion naturelle. Plus loin, l'on verra que la moelle épinière nous paraît être le siége des fièvres intermittentes.

Maintenant, tâchons de donner quelque vraisemblance à la manière de voir qui fait agir et cheminer les causes, de telle sorte qu'il en résulte, non pas une simple névrose de la muqueuse digestive, non pas non plus la *névrite,* mais bien plutôt l'irritation nerveuse, autrement dit la *névralgie* du grand sympathique.

Tout est ici à faire : *silence absolu des auteurs;* et si Corvisart a pu dire que le cœur lui paraissait être en dehors de toute action des causes atmosphériques, que n'est-on pas autorisé à alléguer dans le même sens, quand c'est du système des ganglions qu'il s'agit? M. le professeur Bouillaud a donné, il est vrai, un noble démenti à cet illustre maître; mais, pour le suivre dans cette voie du progrès et de la découverte, il y aurait peut-être ici plus à faire, et que nous sommes loin d'un pareil talent d'observation !

L'analogie et l'induction représentent le flambeau des sciences naturelles; la plupart des matériaux qui composent l'édifice médical ont une origine encore moins légitime; il nous est donc permis d'y puiser à notre tour.

Les maladies du système nerveux apparaissent en quelque sorte comme des découvertes modernes; dans ces derniers temps seulement on a bien défini la *névralgie* et la *névrite;* depuis lors aussi seulement on a pu spécifier d'une manière approximative les causes qui engendrent plus spécialement tel ou tel de ces états morbides.

Le centre cérébro-spinal et les nerfs qui en dépendent, dit M. Roche, offrent autant d'exemples de névroses que tous les autres systèmes ensemble. Pénétrés, imprégnés en quelque

sorte de fluide nerveux, ces organes devaient en effet éprouver plus fréquemment les troubles qui résultent du dérangement de ce fluide. Aussi les voit-on contracter des *névroses*
à l'occasion des causes qui produisent presque constamment
des *phlegmasies* dans les autres organes, et l'on voit aussi
leurs phlegmasies être toujours accompagnées de phénomènes
nerveux plus ou moins marqués.

Est-ce prolonger au delà de toute limite le rayon de l'analogie que d'appliquer en entier ce paragraphe au système
nerveux de la vie organique? Lui refusera-t-on son fluide, soit
propre et particulier, soit commun et identique avec celui qui
pénètre et impregne le système de relation? Or, s'il en est
ainsi, des causes de même nature doivent figurer dans la production des maladies de deux systèmes organiques à tel point
analogues et congénères, qu'il a fallu, pour les scinder physiologiquement le beau génie de Bichat, la forte et philosophique pénétration de cet homme extraordinaire.

Ainsi, toute cause directe ou indirecte qui a pour résultat
d'exagérer *l'irritabilité* du système nerveux peut faire naître,
sur une partie plus ou moins grande, fondamentale ou importante, le phénomène de la *névrose*, comme celui de la
névrite proprement dite.

Ces deux maladies, quoique ayant subi de nos jours une
délimitation assez précise, se confondent à peu de chose près
dans leur étiologie. La même cause peut leur donner naissance à toutes deux, selon l'âge, le sexe, le tempérament,
la constitution. L'observation apprend même que la prédisposition individuelle est souvent la condition la plus absolue
dans la détermination de l'une plutôt que de l'autre. Ainsi,
une cause extérieure, violente et brutale peut n'éveiller que
la *névrose*, par exemple, tandis qu'un agent moins direct
et moins intense dans sa force pathogénique peut allumer la
névrite. De là, on le conçoit, difficulté inouïe à préciser, par
la cause efficiente, la nature de l'affection nerveuse; plus de
facilité peut-être pour y parvenir, en appréciant les circons-

tances individuelles dans lesquelles rentrent les causes pré-disposantes et éloignées.

En suivant l'ordre adopté dans l'étiologie, en première ligne viennent s'offrir les causes relatives aux *ingesta,* agents auxquels nous n'avons attribué que la moindre influence dans la sphère d'activité propre à faire naître la colique végétale. Cependant, comme il n'est ni prudent ni philosophique de rejeter entièrement, même à l'aide de raisonnements plus ou moins spécieux, une opinion assez généralement adoptée, et par ceux qui sont experts dans la chose, et même par le peuple, dont l'instinct de masse doit être compté pour quelque chose, nous ferons ici une sorte de concession en faveur des boissons détériorées ou mal fermentées, admettant à certains égards que leur action sur les voies digestives peut être perturbatrice relativement au système nerveux, si celui-ci se trouve déjà dans une condition *nouvelle* et *insolite* d'irritabilité.

Quant aux alcooliques, aux boissons très-froides, acides ou fortement astringentes, c'est sans difficulté, *les circonstances aidant,* que nous leur avons reconnu la propriété d'altérer la manière d'être des nerfs où nous établissons le siége de la colique végétale.

Ici, nous ne saurions invoquer l'analogie, car les causes dont nous venons de parler ne figurent pas dans la détermination des névralgies mieux connues du système nerveux de relation. Hors de nous, nous n'avons donc, pour étayer notre opinion, que l'expérience, qui paraît indiquer, sinon que de l'usage des boissons signalées résulte la névralgie du grand sympathique, du moins la colique végétale, deux maladies dont nous nous efforçons de démontrer la parfaite identité.

Du reste, de ce que les *ingesta* en général n'aient pas paru doués de l'activité propre à faire naître la névralgie des cordons cérébraux ou rachidiens, on ne saurait conclure qu'ils soient frappés de la même impuissance quand il s'agit du grand sympathique dont les ramuscules et les épanouissements arrivent aux surfaces sur lesquelles opèrent immédiatement les corps ingérés. Maintenant nous ne pensons pas qu'on nous demande comme quoi, comment et par quel mécanisme les agents dont il est question lèsent le trisplanchnique ?

Quant au café, spécialement, il a été reconnu qu'il pouvait provoquer cette forme d'irritation qui constitue la névralgie. Du reste, j'ai plus attribué à l'influence réfrigérente des breuvages qu'à leur nature propre ou chimique. Tenons compte aussi que le quinquina m'a paru quelque peu suspect, et hâtons-nous de passer à un autre ordre de causes.

Dans le chaos étiologique, les tempéraments et la constitution apparaissent comme des données, sinon capables d'aider au triomphe de notre opinion, du moins propres à la rendre quelque peu plausible. Ainsi les névroses sont plus fréquentes chez les personnes essentiellement nerveuses ou bilieuses que chez celles qui sont sanguines ou lymphatiques. De même, les constitutions faibles, mobiles et impressionnables inclinent davantage à ce genre de maladies que celles qui présentent les attributs opposés, et c'est parmi elles que nous avons rencontré la plupart de nos malades, comme le prouvent les observations particulières qu'on a lues.

Nous avons vu que la convalescence de la fièvre, en un mot tout ce qui exalte le système nerveux, alors que l'organisme, dans ses matériaux de nutrition, se trouve au-dessous de son type ordinaire, pouvait amener la colique végétale. C'est qu'ici le grand symphatique, comme nous l'avions déjà établi, présente une sorte d'irritabilité *sur-ajoutée*, une disposition plus grande à se laisser influencer par des causes qui, en temps ordinaire, fussent restées sur lui sans action aucune. Ces causes, qui embrassent celles dont nous venons de parler et celles qui vont suivre, nous paraissent, à nous, capables de donner naissance, sinon aux névroses des nerfs cérébraux et rachidiens, du moins à celles dont est susceptible le système nerveux ganglionnaire.

Si la colère peut, pendant la digestion, troubler l'action

du grand symphatique , c'est qu'alors, sans doute, cet organe fonctionne avec une grande activité, et qu'enrayé pour un temps plus ou moins long, dans son innervation, celle-ci ne reparaît ensuite que sous la forme d'une réaction vive et intense; de là irritation avec accumulation de fluide nerveux, de là ce phénomène morbide qu'on distingue sous le nom de *névralgie*.

Faut-il démontrer l'influence d'un coït abusif dans la production de la colique végétale, pour prouver que ce phénomène, sorte d'épilepsie aiguë, comme on l'a appelé, peut exalter et pervertir les fonctions du trisplanchnique? L'ébranlement nerveux qui résulte de cet acte dont le plus profond mystère enveloppe encore le résultat immédiat, la soustraction profonde; l'emprunt pour ainsi dire forcé fait à la nutrition et aux sources premières de notre énergie organique, puisque le sperme resorbé est un des éléments les plus puissants de la vie, n'expliquent-ils pas suffisamment la part que prend ici le grand sympathique?

La nostalgie, cette lente asphyxie de l'âme, comme on pourrait l'appeler, n'est-elle pas aussi une sorte de suicide dont les coups portent autant sur les actes organiques que sur ceux de l'intelligence! Or, si les deux vies, si les deux existences de l'homme sont ici ébranlées dans leur base, on conçoit facilement qu'une pareille prédisposition, qui ne saurait être étrangère à l'acte fonctionnel du grand sympathique, figure comme cause éloignée à côté de celles qui déterminent plus immédiatement le dérangement de ce centre nerveux.

Nous voilà parvenus à la série des causes les plus directes et les plus incontestables, à celles qui viennent du dehors de l'organisme. Ici nous rentrons sur le terrain de l'analogie la plus légitime; car un air froid, l'application de vêtements humides et l'immersion dans l'eau ont souvent amené, de l'aveu de tous les auteurs, l'état morbide de la pulpe nerveuse.

S'il en est ainsi, on conçoit l'influence des climats à transi-

tions brusques dans leur température, à contraste frappant
entre celle du jour et de la nuit, à moussons violentes, à ava-
lasses diluviales, à tempêtes désastreuses, à saturations et dé-
charges électriques : ajoutez à ces causes incessantes l'état où
se trouve l'économie c'est-à-dire récemment et brusquement
modifiée par un climat nouveau, ou dépravée dans ses actes
par la même influence, depuis longtemps en action, et vous
comprendrez alors peut-être la vulnérabilité du système nerveux végétatif sous l'influence de sa *nouvelle manière d'être*,
de sa vitalité, devenue surabondante.

De là l'influence décisive et comme brutale de certains
vents, fléaux des contrées où ils règnent, de là celle des époques solsticiales, en un mot, des saisons et des pays à grandes
transitions dans tous les phénomènes météorologiques.

La meilleure preuve de l'intervention de pareilles causes,
c'est partout où elles règnent, l'existence de la maladie que nous
étudions, avec des variétés de formes et de gravité en tout et
exactement relatives à la prédominance constante et accidentelle de ces mêmes causes, à leur intensité.

Si la physiologie de l'homme sain est hérissée d'immenses
difficultés, semée de doutes et d'incertitudes, de combien de
problèmes, pour l'instant insolubles, la physiologie de l'homme
malade n'est-elle point embarrassée! Quand on songe qu'avec
un petit nombre de signes généraux, qu'avec quelques douleurs peu variées dans leurs nuances, il faut arriver à la détermination de maladies dont l'énumération accable la plus vaste
mémoire, dont le cadre seul exige une étude longue et suivie!

On peut certes avancer que nos organes sont aujourd'hui
bien déterminés; que leurs fonctions ne sauraient être déduites
que de leur composition, de leurs rapports et de leurs con-
nexions, toutes choses assez bien connues; de plus, qu'il y a,
dans l'action de ces rouages les uns sur les autres, une condition première et fatale; et cependant, avec le secours des
sciences les plus exactes, les plus investigatrices, et les plus
essentiellement analytiques, avec les vivisections mêmes, est-on

parvenu à se faire de cette action, considérée dans son ensemble, une idée juste et précise?

Et c'est par le dérangement de fonctions vagues et mal définies qu'il nous faut, la plupart du temps, arriver à la connaissance de ce qui constitue l'état maladif! Les anciens n'avaient,
pour procéder, que ce mode d'investigation, de leur temps
beaucoup plus restreint que du nôtre : aussi, que d'erreurs
n'ont-ils pas commises, malgré leur patience et leur pénétration !

De là naquit sans doute l'ontologie vivace et altière, puisqu'elle osa et put se rencontrer avec l'anatomie pathologique.
Du reste celle-ci, parvenue au rang qu'elle occupe aujourd'hui,
nous exempte-t-elle toujours de confondre l'effet avec la cause?
Malgré l'importance qu'il serait dangereux, absurde et rétrograde de lui contester, n'est-on pas cependant forcé de convenir qu'elle attend de la physique et de la chimie des formules sans lesquelles elle se verra longtemps encore pour-
suivie par d'aveugles détracteurs?

En voilà sans doute assez sur l'état actuel de la science, pour
qu'on nous pardonne, si nous ne parvenons pas à saisir ici les
organes *flagrante delicto*.

Il serait oiseux et superflu de reprendre en sous-œuvre
chacun des signes qui entrent dans le domaine de la colique
végétale; beaucoup doivent dans ce chapitre n'être envisagés
qu'*in globo,* quelques-uns seulement exigent une étude spéciale.

Nous avons vu que l'irritation, la phlogose même de la plupart des viscères creux de l'abdomen pouvait se joindre à la
névralgie du grand sympathique : de là, on le comprend, un
ensemble de phénomènes locaux et généraux dont l'analyse
ne saurait être que laborieuse et pénible.

Bien que la lésion fonctionnelle, qui, tout d'abord, paraît
être la plus importante, soit relative aux organes digestifs; ce
n'est point de là qu'il faut prendre son point de départ, ce
serait placer l'effet devant la cause.

Un phénomène est capital et domine tous les autres dans cette maladie : c'est la *douleur ;* par elle commence l'état maladif, par elle le plus haut degré en est exprimé. Cesse-t-elle d'exister momentanément, il y a rémission marquée des autres symptômes? Vient-elle à disparaître pour toujours, toute lésion morbide ne tarde pas à s'évanouir.

Souffrance rapportée au colon et à l'intestin grêle, surtout au duodénum, au foie lui-même et à la vessie, tel est le phénomène qu'accusent avant tout les malades. Elle n'est pas venue et elle ne se manifeste pas cette douleur à la manière de la passion illiaque, quoiqu'on l'ait confondue avec elle, elle ne ressemble pas non plus aux coliques essentiellement nerveuses, elle se montre plus étrangère encore à l'inflammation de la muqueuse gastro-intestinale, dont elle trouble et bouleverse les fonctions *avant de lui porter le coup de la phlegmasie.* Pourquoi a-t-elle un caractère qui aide à la distinguer? Parce que d'une part elle tient à une modification pathologique, autre que celle en quoi consiste l'iléus et la simple colique nerveuse ; de l'autre, parce qu'elle rayonne d'un point plus central, les ganglions nerveux, dont la souffrance se rapporte aux régions lombaire et dorsale. Enfin cette douleur est apyrétique, intermittente, diminue par une pression graduelle, ce qui la différentie essentiellement de la douleur inflammatoire.

Partout où la douleur s'irradie, il y a lésion partielle ou totale; il y a trouble fonctionnel évident. Dans cette sphère étendue d'actions pathologiques, se trouvent compris l'estomac, tout le tube digestif, la vessie, le foie, peut-être la rate et le pancréas : enfin, les membres eux-mêmes contribuent à ce faisceau nombreux de signes morbides, lésions du mouvement, soubresauts, convulsions, tremblement, paralysie; lésions du sentiment, augmenté, diminué ou perverti, *hyperdynamie,* adynamie, *ataxie* de M. *Andral.*

Sera-ce à l'inflammation pure et vierge de la muqueuse gastro-intestinale qu'il faudra rapporter une douleur de cette intensité, de cette étendue, de cette marche et de ce caractère?

11.

Mais le sentiment clinique suffit ici, à part tout raisonnement, pour conduire à l'opinion contraire. Quant à son intensité, elle est telle que, s'il fallait la rapporter à l'inflammation, le plus haut degré, le maximum de ce phénomène pourrait seul la produire, et l'on aurait alors affaire au phlegmon simultané de tous les points où elle se manifeste. Dans ce cas supposé, la médecine antiphlogistique devrait être la plus efficace, et nous avons vu au contraire qu'elle ne faisait qu'accroître le symptôme dont il s'agit. Relativement à l'étendue, on conviendra qu'il serait extraordinaire que l'inflammation envahît à la fois les reins, les lombes, et les membres enfin, où la douleur est aussi parfois intolérable. Il n'est pas jusqu'à sa marche qui ne soit une raison de penser que cette douleur ne saurait être inflammatoire. En effet, elle débute souvent tout à coup vive et poignante; elle est caractérisée par des paroxismes d'une intensité effroyable; tout à coup aussi elle peut se calmer et disparaître pour un temps; elle offre dans son ensemble une marche intermittente et irrégulière; sous ce type, elle peut durer des mois et même des années! Dira-t-on que l'inflammation, aussi bien qu'une névrose, peut affecter cette manière d'être, en ayant pour caractère *distinctif* cette même douleur? Le médecin en qui se rencontrerait une pareille manière de voir me paraîtrait illuminé par ce dogme qu'il ne faut pas renier, mais dont l'absolutisme et la généralisation sans bornes apparaissent comme la mystification de l'ère médicale avec laquelle nous nous rencontrons. Pour en finir, établissons que le caractère de la douleur donne encore un démenti à l'inflammation; car, tant que cette dernière ne surgit pas, la douleur est modérée par la compression, cède mieux aux moyens perturbateurs et antispasmodiques qu'à tous autres agents médicinaux; ce que fait comprendre parfaitement, non pas le sentiment de *chaleur* et de *gonflement* qui lui est totalement étranger, mais celui de *compression*, de *torsion*, de *déchirement* et de *lacération*, qui la caractérise avec tant d'énergie, avec une intensité sans seconde.

Quel est, après la douleur, le phénomène qui paraît appartenir le plus essentiellement à l'état morbide dont nous nous efforçons de pénétrer la nature, si ce n'est ce spasme, cet arrêt dans la marche fonctionnelle de la plupart des organes abdominaux ! Eh bien, pourrait-on, sans faire injure à son bon sens médical, rapporter un tel caractère pathologique à l'entérite, ou même à la gastro-entérite ! Nous avons fait sentir de quel ridicule serait l'opinion qui consisterait à ne voir ici que l'inflammation de tous les organes qui se trouvent compris dans cette inertie physiologique.

Digestion totalement suspendue, rétention de la bile, parfois sa suppression ou du moins sa diminution sensible; même état fonctionnel des reins et de la vessie, peut-être de la rate et du pancréas, si le diagnostic pouvait aller jusque-là. Par extension du mal, le cœur s'embarrasse, le poumon fonctionne avec peine, la voix s'altère ou s'éteint, la vue se trouble et se perd, le mouvement se pervertit ou cesse de se produire; l'intelligence s'égare, le *censorium commune* s'évanouit, et la vie se prolonge ainsi pendant un temps parfois assez long, après lequel elle s'éteint ou se rétablit lentement et avec peine, dans son intégrité première.

Certes, voilà un état morbide qu'on aurait peine à comprendre sans l'intervention du trisplanchnique. Ici ce n'est point ce rôle de sympathie par excellence qui lui a été dévolu qui se trouve représenté; le phénomène, quelque complexe et étendu qu'il soit, n'en est pas moins idiopathique; tout se passe, non par le grand sympathique, chargé d'accomplir une œuvre secondaire de généralisation, mais en lui et par le fait même de propre lésion [1].

Mais il est une complication si ordinaire de la colique

---

[1] « Le retentissement sympathique devient, dans les maladies nerveuses, une source de difficultés énormes. Il arrive souvent qu'on ne sait si les symptômes qu'on observe prennent leur point de départ dans le système nerveux ou dans un autre organe. » (ANDRAL, chap. v, pag. 9, *Cours de pathologie interne.*)

végétale, que l'étude de celle-ci est incomplète, que la connaissance en est tronquée, si l'on ignore cette circonstance: nous voulons parler de l'inflammation de la muqueuse gastro-intestinale.

Beaucoup d'observateurs ont aperçu cette inflammation dans la colique végétale : en cela ils ne commettaient pas une erreur; mais cette dernière se retrouvait malheureusement dans la pensée que l'inflammation des voies digestives constituait à elle seule tout l'état morbide. Nier la combinaison d'éléments divers et multiples dans une affection qui tout d'abord peut paraître une et indivisible, c'est, selon nous, nier la médecine. Qui ne sait que tel embarras gastrique, par exemple, peut être représenté par les états inflammatoire, saburral et nerveux, d'où l'emploi des sangsues d'abord, puis des émétiques et des opiacés! L'exemple n'est pas, il est vrai, directement applicable, en ce sens que l'inflammation des voies digestives est ici à part de la névralgie du grand sympathique; qu'elle n'existe pas d'abord, et qu'il est des cas où elle manque totalement, mais toujours est-il qu'il y aurait erreur et vue médicale bornée à ne pas reconnaître l'existence simultanée de plusieurs états morbides dans un organe, qui, à la première vue, paraît n'offrir qu'une seule et même lésion.

Distinguer que l'inflammation des voies digestives vient se joindre à la névralgie de l'arbre ganglionnaire, n'est pas chose difficile au lit des malades, car alors le pouls s'anime, la température de la peau s'élève, la palpation d'une ou de plusieurs régions abdominales devient pénible et douloureuse, d'agréable qu'elle pouvait être d'abord. De là céphalalgie, une soif plus vive, une agitation nouvelle, viennent compléter l'évidence du diagnostic. C'est là, osons le dire, un fait clinique que pas un observateur ne saurait contester.

Le foie ne doit pas non plus être passé sous silence. Cet organe souffre dans la maladie qui nous occupe tout autant que l'estomac et les intestins. Sa participation à l'état morbide est si grande qu'elle a pu absorber l'attention de certains observateurs, lesquels n'ont pas fait difficulté de confondre la colique végétale avec la bilieuse. L'article *Colique* du grand dictionnaire nous en donne un exemple. Au mot *Végétale*, il est vrai, M. Mérat redresse cette erreur, et le peu qu'il dit de la colique de ce nom est remarquable de précision et de lucidité clinique.

Non, la colique végétale ne saurait être confondue avec la bilieuse, attendu que cette dernière est accompagnée de selles fréquentes qui jugent en peu de jours la maladie, étrangère d'ailleurs par l'ensemble de ses phénomènes à ceux qui constituent la névralgie du grand sympathique. Ce serait donc perdre son temps que d'insister davantage sur un rapprochement que l'esprit scolastique, parfois trop enclin à la synthèse, a pu seul introduire dans la science.

Le foie ne souffre donc ici, dans la plupart des cas, qu'à la manière des autres organes sécréteurs qu'embrasse dans la sphère de son activité morbide le système que nous savons être principalement lesé. Maintenant on conçoit bien que, si l'organe qui fournit la bile est déjà dans une prédisposition ou un état maladif qui lui soit propre, il offrira, dans l'ensemble des symptômes qu'il fait naître, des nuances plus ou moins variées, en un mot une intensité relative à l'état indiqué, ou seulement à sa prédominance d'action, si ce viscère établit par lui-même l'idiosyncrasie du sujet.

Ce que nous avançons ici de la part que prend le foie à cet ensemble de phénomènes qui nous représentent la colique végétale, l'autopsie l'a justifié, puisque nous avons rencontré : fluide hépathique épaissi, calculs biliaires, rougeur et phlogose de toutes les muqueuses en contact prolongé avec la bile. Dans un cas, ce fluide remplissait la cholécyste. C'est dans des circonstances semblables que quelques malades nous ont offert une tumeur assez volumineuse, ce qui n'a en rien mis obstacle à leur rétablissement.

Telle est la place et la valeur que doivent avoir les signes hépathiques dans le groupe immense de ceux dont la réunion établit le diagnostic d'une maladie dont il nous faut encore poursuivre l'analyse.

Ce que j'ai dit de la muqueuse gastro-intestinale s'applique à la muqueuse cystique; les considérations relatives au foie s'adaptent également aux organes sécréteurs de l'urine. Pour tous, l'état morbide commence par une dépression physiologique plus ou moins complète; pour tous aussi il peut se terminer par une phlegmasie variable dans ses degrés et quelquefois difficile, selon les tissus, à constater sur le cadavre, mais incontestable pour l'observateur consciencieux et suffisamment instruit.

Si nous considérons maintenant en masse les phénomènes d'extension et de généralisation de cet état morbide éminemment complexe, et par cela même d'un diagnostic qui a dû longtemps abuser les observateurs, nous les verrons se succéder dans l'ordre offert par les signes principaux dont nous venons de faire une étude quelque peu approfondie.

Quand la scène s'ouvre, c'est-à-dire quand le grand sympathique est encore seul en jeu, il n'est pas d'observateur qui ne soit frappé du cachet différentiel de cette maladie comparée à quelque nuance que ce soit de la gastro-entérite. En effet, caractères naturels ou du moins non fébriles du pouls; peau d'une température normale et souvent ni plus sèche ni plus aride que dans l'état de santé, absence de céphalalgie, visage exprimant la douleur la plus vive, inappétence non accompagnée de dégoût, soif modérée, état peu saburral de la langue. A côté de phénomènes généraux si peu prononcés, quant au caractère qu'ils emprunteraient de l'inflammation on voit figurer des douleurs, dont le caprice, l'intensité et l'intermittence ne sauraient appartenir qu'au genre nerveux. Ici l'impulsion morbide se formule sans aucun mélange d'irritation de la muqueuse alimentaire, tout paraît idiopathique du côté du système nerveux abdominal, tout au contraire prend la forme secondaire et symptomatique

dans le domaine exclusif des organes qui président à la digestion et aux principales sécrétions; on voit qu'ils sont lésés ,
mais d'une manière purement fonctionnelle.

Quand au contraire s'éveille la phlegmasie, tout change
pour ainsi dire de face, ou du moins les phénomènes ex-
pressifs de cette dernière lésion se mettent fortement en
saillie et peuvent, aux yeux de l'observateur superficiel, être
pris pour tout l'édifice morbide lui-même. Ce nouvel aspect,
ou du moins cette manière d'être, assez fréquente, de la
colique végétale nous étant connue , il est inutile de la reproduire. Qu'il nous ait suffi de ne pas laisser passer inaperçus les
phénomènes qui caractérisent cette nouvelle situation du malade et l'ordre de succession, de combinaison et d'enchaînement dans lequel ils se produisent.

Relativement à la lésion fonctionnelle du foie , les phénomènes qui en dépendent rentrent dans la teinte ictérique de
la sclérotique et de l'enveloppe cutanée , dans certains caractères du pouls et des urines qu'il est rare d'observer à un
haut degré. Leur apparition coïncide généralement avec le
début de la maladie; plus tard ils peuvent encore se montrer
et présenter alors une plus grande intensité, un caractère
plus sérieux , d'où : calculs biliaires , irritation et abcès du
foie.

Dans la marche, la durée et la terminaison de la colique
végétale se rencontrent de précieux éléments pour arriver à
la solution du problème relatif au siége et à la nature de
cette maladie. Ainsi, début suivi et d'une rapidité remarquable, ou lent, alternatif et on ne peut plus irrégulier ,
telle est la manière variable qu'affecte cette maladie dans son
premier développement ; qu'en conclura-t-on, si ce n'est
que le système nerveux se trouve ici mis en jeu avant tout
autre ! Plus tard au contraire une sorte de fixité peut se faire
remarquer sinon dans l'ensemble des symptômes, du moins
dans un groupe à part de phénomènes plus récents , je veux
parler de ceux qui traduisent l'inflammation qui vient de

surgir dans les voies digestives. Souvent ces derniers se pro-
longent et persistent encore, quand ceux qui émanent du
système nerveux ont accordé, sous *la forme de l'intermittence*, une trêve plus ou moins prolongée. La manifestation
alternative de ces signes, de nature et de siéges différents,
s'offre ici comme une circonstance propre à faire cesser
l'embarras qu'on peut éprouver à établir son diagnostic,
alors qu'on les rencontre simultanément et au même degré.

La durée de la colique végétale peut encore nous servir de
pierre de touche : prompte et éphémère, elle se montre
comme une maladie qui ne saurait avoir de phases obligées,
d'évolution prévue ; en d'autres temps, au contraire, elle est
de long cours, sa durée est indéfinie, et l'observateur le plus
habitué à la suivre et à l'étudier dans ses *caprices* ne saurait
en prévoir le terme. Nous le demandons, est-ce ainsi que se
conduisent les inflammations gastro-intestinales, et n'a-t-on pas
affaire à une de ces affections bizarres, fantasques et mobiles
dont le siége ne saurait être ailleurs que dans le système nerveux ?

Mais c'est surtout le mode de terminaison de cette maladie
qui nous paraît étayer l'opinion que nous avons émise sur sa
nature : résolution difficile et souvent incomplète, presque
impossible de l'obtenir tant qu'on séjourne sous l'influence de
climats ou de constitutions atmosphériques propres à exalter
le système nerveux, à produire des névroses intenses et multipliées. La rareté de la mort, malgré la force et la violence
des symptômes, si le traitement est convenable ; l'influence
héroïque du changement de climat, le peu de crises sensibles
qui accompagnent et jugent cette maladie ; sa terminaison si
rare par l'hydropisie, même dans un pays où cet état pathologique est remarquablement fréquent ; enfin, ses solutions fâ-
cheuses par les convulsions, l'épilepsie et le coma à l'état aigu ;
par la démence, une sorte d'idiotisme, le cliquetis des articulations, le tremblement des membres et leur paralysie à l'état
chronique, nous semblent être des motifs suffisants pour

arriver à la conviction que la colique végétale est une maladie qui débute par le système nerveux de la vie intérieure, et finit par embrasser dans la sphère de ses sympathies, si ce n'est dans celle d'une extension directe, le centre cérébro-spinal, c'est-à-dire le système nerveux de la vie de relation.

Après avoir analysé la maladie dans les causes, les symptômes qui la caractérisent, la marche qu'elle affecte, la durée qu'elle présente et les voies de solution qui lui sont propres, nous devons encore la considérer sous le point de vue de l'anatomie pathologique, terminant notre étude par les inductions tirées des formules thérapeutiques.

L'analyse des données que nous avons puisées dans le cadavre ne saurait ajouter qu'un faible degré de certitude à ces données elles-mêmes, puisqu'elles doivent avoir toute la valeur d'un fait, puisqu'elles ont, à bien dire, force de loi.

Cependant si, comme l'a écrit M. Andral, on ne doit pas nier l'existence de désordres anatomiques encore soustraits à nos moyens d'investigation; si, malgré les immenses travaux des anatomo-pathologistes, la science ne représente qu'une ère de doute et de transition, quelles conséquences formelles pouvons-nous déduire de nos recherches?

Le septicisme que professe ici cet auteur, comme sur tant d'autres points des sciences médicales, doit-il être entièrement partagé, et le célèbre médecin de la Pitié n'embrasse-t-il pas une philosophie dont la réserve et la sévérité mettent quelque obstacles au progrès?

Ces questions, nous devons nous les poser : car enfin, si des lésions de texture, de forme et de couleur ne sont que des données vagues et de peu d'importance, qu'avons-nous observé de plus? Et, avec de tels matériaux, que saurions-nous construire qui ne soit miné par ce doute cartésien, dont l'abus pourrait tout anéantir !

Quoi qu'il en soit des opinions divergentes qu'on rencontre encore aujourd'hui sur le terrain de l'anatomie pathologique, nous nous croyons autorisé à y placer, sinon la pierre fondamentale de l'édifice que nous travaillons à élever, du moins quelques-unes des assises propres à le consolider.

Sans avoir fourni de nombreuses autopsies, sans avoir présenté celles-ci accompagnées des détails les plus complets et les plus minutieux, nous croyons que les faits qui s'y rattachent repoussent l'opinion des auteurs qui prétendent que l'anatomie pathologique n'a rien appris sur la nature de la colique végétale, et que partant il est loisible de la considérer, soit comme une inflammation gastro-intestinale, soit comme une névrose.

Plus éclectique que la plupart des auteurs qui nous ont précédé dans l'étude de cette maladie, on nous a vu faire la part des phénomènes de phlegmasie observés dans les organes digestifs, et celle des signes d'excitation ou de phlogose qu'a présentés le système nerveux sympathique. En ceci nous n'avons pas voulu concilier précisément les opinions les plus opposées, mais en faire une fusion, puisque dans cette fusion seule pouvait se rencontrer la vérité.

A bien dire, cette double série de phénomènes ne doit pas être considérée comme la représentation anatomique la plus nette et la plus précise de la colique végétale, puisque les lésions des voies digestives ne sont à nos yeux que des lésions secondaires, accidentelles, ou du moins d'extension tardive, nous avons presque dit posthume.

En résumé, nous devons être plus près de la vérité que les investigateurs qui n'ont cherché ou vu qu'un seul ordre de lésions ; puisque, dans la généralité des cas, les désordres anatomiques envahissent ici plus d'un système d'organes. Pour soutenir la proposition contraire, il faudrait alléguer, s'appuyant sur des preuves, que nous avons cru voir ce qui n'existait pas. Nous pouvons être incomplet et même très - vulgaire en anatomie pathologique ; mais, qu'on nous permette de le dire, quand nos sens seuls sont en jeu, nous croyons à leur précision, nous avons une certaine confiance dans leur rectitude naturelle et quelque peu aussi dans leur éducation, pour employer les paroles de Corvisart.

(173)

Relativement à ce qui concerne les dispositions offertes
par le foie, nous pensons leur avoir assigné le rang qu'elles
doivent occuper : omettre de les mentionner, c'eût été faire
une lacune notable dans l'étude anatomique de la colique végétale ; vouloir y rapporter le siége et la nature de cette maladie, serait, selon nous, se méprendre plus grossièrement
encore.

L'engouement de la rate, son ampliation toute passive, a
paru témoigner du sommeil fonctionnel de ce viscère.

Les reins, dont la fonction ne se borne pas comme la rate
à celle d'un réservoir ou diverticulum, ont offert des modifications pathologiques plus spéciales et plus importantes que
celles de ce dernier organe. Quoique peu matériellement lésés, ces viscères offraient cependant un aspect insolite : diminution de volume, changement de couleur, aridité de tissu,
en un mot un certain degré d'atrophie. Cette disposition anatomique, quoique inverse de celle présentée par la rate, nous
semble reconnaître la même cause : abaissement dans l'activité physiologique. Qu'on se rappelle l'état des ganglions semi-lunaires, et l'on comprendra plus facilement la léthargie
de ces organes et le rapport immédiat, la relation de causalité
qui existe réellement entre cette léthargie et les caractères
observés dans le parenchyme rénal.

De même que nous avons vu la muqueuse de la cholécyste et des conduits biliaires prise d'inflammation, de même
celle qui tapisse le réservoir de l'urine s'est trouvée phlogosée. L'origine de cette phlogose, nous la rapportons d'une
part aux qualités chimiques d'une urine péniblement et incomplétement élaborée ; de l'autre, à la torpeur fonctionnelle de
la vessie, qui ne remplissait plus que le rôle d'un organe d'exhalation au lieu de celui qui lui est physiologiquement dévolu.

Mais nous avons dit, au chapitre des nécropsies, que voir
n'est rien en anatomie morbide, si, de la constatation des faits,
c'est-à-dire, des lésions organiques, on ne remonte à l'appréciation rigoureuse des causes qui les déterminent.

Déjà nous avons tant argumenté pour démontrer la liaison intime qui existe entre l'état pathologique des nerfs ganglion-naires et celui des organes dont les altérations sont plus faciles à constater, qu'il nous reste peu à faire sous ce rapport. La priorité, et aussi la prédominance des symptômes offerts pendant la vie, doit, ce nous semble, décider de cette même priorité quand on en vient à l'analyse des altérations organiques, étudiées dans le sens de leur génération respective. Si ce que nous avançons ici est spécieux, surtout si cette pensée peut être convertie en axiome, on conviendra que l'étude séméiologique nous conduit infailliblement à classer les désordres anatomiques d'après le rang que nous leur avons déjà assigné.

Ainsi, nous voyons le point de départ de la colique végétale dans les nerfs de la vie organique ; là, nous avons constaté des modifications suffisantes pour les faire entrer au moins dans le domaine de cette affection ; et l'analyse des signes, étudiés pendant la vie, prouve évidemment que ces mêmes modifications sont la source première et génératrice de l'autre ordre de phénomènes pathologiques observés sur le cadavre. Les interprétations que nous avons fournies à cet égard nous paraissent assez nombreuses et assez probantes par elles-mêmes pour ne pas y revenir encore.

Jusqu'à présent, nous n'avons rien dit de l'état des liquides, n'ayant entrepris aucun travail d'analyse à cet égard ; mais ce ce serait en quelque sorte voiler notre pensée sur la nature de la colique végétale que de ne pas exprimer ici qu'il nous paraît inévitable que les humeurs participent à l'état pathologique que nous avons sous les yeux.

Une maladie dont la lésion principale siége dans le système nerveux organique, c'est-à-dire dans l'appareil qui préside aux fonctions dont l'ensemble a été désigné par un auteur célèbre sous le nom de *chimie vivante*, cette maladie, disions-nous, ne saurait rester étrangère à l'altération des fluides. Pour s'en convaincre, il n'y a qu'à revenir sur cette remarque que dans la colique végétale tous les organes de sécrétion sont pervertis dans leur rhythme fonctionnel. Cet arrêt, dans le balancement si bien combiné entre les phénomènes d'endosmose et d'exosmose, peut-il exister longtemps sans que la composition et la crase du sang ne soient sensiblement modifiées ?

Nous voyons la bile, l'urine, les fluides gastro-intestinaux, l'humeur perspiratoire sensiblement pervertis dans leur sécrétion et non moins altérés sans doute dans la proportion ou la nature des éléments qui les composent. Il n'est pas jusqu'au sperme qui ne cesse d'être sécrété ; et, à cet égard, comblons ici une lacune, en faisant connaître que les facultés génésiques sont peut-être les plus déprimées de toutes dans la colique végétale. Présumant qu'il en devait être ainsi, et par manque de sécrétion, et par suite du diapason si bas des nerfs qui stimulent les organes générateurs, nous n'avons pas manqué de questionner nos malades sur ce point ; tous ont répondu négativement, disant qu'ils ne savaient plus de quel sexe ils étaient.

Dans la pensée que l'état des fluides doit fixer l'attention de l'observateur, nous nous trouvons étayés par l'opinion d'un grand maître, Huxam, qui disserte longuement sur les diverses espèces d'atrabiles, attribuant à l'*atrabile acide* la production de la colique végétale, et voyant s'engendrer cette même atrabile par l'usage immodéré et longtemps continué des fruits d'été et de leurs sucs mal fermentés et mal épurés.

Sans doute, nous ne devons plus raisonner en médecine humorale comme le faisaient les anciens ; l'humorisme bien entendu, l'humorisme dit rationnel, ne ressemblant en rien au chaos dans lequel s'abîmait la médecine des siècles derniers.

En reconnaissant ici l'altération des fluides, il est implicitement admis que nous la regardons comme secondaire et non comme primitive et essentielle.

Les altérations dont il s'agit, produites par des actions physico-chimiques devront être, on le pense bien aussi, constatées et analysées d'après des formules empruntées à la physique et à la chimie, sciences d'un grand secours dans l'étude anatomo-pathologique.

Passons maintenant, pour augmenter nos moyens de certitude et de conviction touchant la nature de la colique végétale, à l'étude du traitement que nous lui avons opposé.

Cette étude, presque autant que celle des causes, peut conduire à la connaissance du caractère exact des maladies; c'est si bien là une vérité, que le père de la médecine en a fait un aphorisme accepté par les modernes, et chaque jour on articule, avec autant de conviction que le divin Hippocrate: *Naturam morborum ostendit curatio.*

On a vu que notre premier soin près du malade était d'écarter la douleur, parfois si vive et si intolérable! Dans cette pensée, nous avons procédé avec plus de discernement peut-être qu'on ne l'avait fait avant nous, en ce sens que nous avons mieux diagnostiqué l'origine et le caractère propre des souffrances éprouvées par le patient. Les uns, ne voyant ici qu'un trouble engendré par le génie arthritique ou rhumatismal; les autres, rapportant ce trouble à l'altération chimique des humeurs, tous ont formulé une thérapeutique déduite de ces opinions préconçues. Dans ces derniers temps, plus que par le passé, il est des médecins qui ont rapporté le *douloureux mobile* à l'inflammation; de là l'emploi de moyens purement antiphlogistiques.

L'erreur de ceux qui nous ont devancé de plus d'un siècle est tellement palpable que ce serait perdre son temps que de chercher à la rendre plus évidente encore. Quant aux fauteurs exclusifs de l'irritation, ils ne se sont mépris qu'en vertu de cette tendance immuable qui les porte à considérer tout état morbide comme de nature sthénique ou inflammatoire. La douleur étant un des caractères de la phlogose, ils ont converti en adage de la poursuivre avec des sangsues partout où elle se présente.

Imbu que nous avons été nous-même de ce dogme de la médecine physiologique, nous n'avons aperçu tout d'abord, dans la colique végétale, qu'une nuance plus ou moins spéciale et distincte de l'inflammation gastro-intestinale ; partant, nos premiers malades ont vu s'exaspérer leur anxiété sous l'influence de médications qui découlaient d'une opinion aussi erronée. Or, si les sangsues n'ont fait ici qu'accroître le mal, et spécialement le symptôme que nous voulions combattre, la douleur, n'est-on pas autorisé à conclure que cette douleur est étrangère à l'inflammation ! Mais, dira-t-on, les bains, les fomentations émollientes calment le malade. Oui, nous en convenons ; mais nous refusera-t-on que ces mêmes moyens aient une action aussi directe sur le système nerveux ? alors la proposition reste sans valeur.

Cette douleur, symptôme dominant sur lequel nous devons encore insister, la plupart des bons praticiens l'ont combattue par les narcotiques ; mais, n'apercevant pas qu'elle se liait à la dépression physiologique d'un grand nombre d'organes, ils n'ont pas manqué d'abuser de cette formule ; de là, quelques-uns qui l'ont voulu proscrire.

Ainsi, ce n'était pas assez que de rapporter la douleur au système nerveux, il fallait en même temps découvrir l'état pathologique radical de ce système, nous voulons dire le spasme qui en paralyse l'influence accoutumée. Le moyen d'arriver à cette précision de diagnostic, quand le système nerveux était *un* dans la pensée des médecins, et que les fonctions dévolues aux agents de cette nature étaient si peu connues, si mal définies !

Si les explications que nous avons données en leur lieu sont encore présentes à l'esprit du lecteur, surtout si elles lui ont paru suffisantes pour étayer la manière dont nous faisons naître, se dérouler et s'enchaîner les symptômes nombreux qui traduisent la colique végétale dans ses phases, ses variétés et ses complications, nous n'avons ici que peu de lumières à faire jaillir encore.

D'une part, nous croyons avoir prouvé que la douleur est essentiellement nerveuse, puisqu'elle ne cède qu'aux agents qui sont également nervins ou adjuvants de la médication calmante et antispasmodique; de l'autre, nous avons signalé l'impuissance, disons-le, l'inopportunité des saignées, soit locales, soit générales.

D'après cet adage que la nature des maladies est en quelque sorte démontrée par celle des agents thérapeutiques, nous sommes autorisé à soutenir la proposition, que puisque la douleur qui caractérise la colique végétale cède mieux au vésicatoire, surtout si ce dernier est morphiné, qu'à tout autre agent, et que ce double moyen est un des plus héroïques pour combattre la névralgie, il y a tout lieu de penser que la douleur présente ici ce caractère.

Les moyens pertubateurs et sédatifs du système nerveux ayant été employés, l'indication qui se présente consiste à stimuler l'estomac et les intestins de manière à expulser les matières et les fluides qui tendent à y séjourner sous l'influence d'un état fonctionnel insolite. Nous n'avons pas à revenir sur les circonstances qui précisent et modifient ces indications; notre tâche ne consiste qu'à démontrer que, puisqu'une pareille thérapeutique est d'une opportunité réelle et incontestable, il en résulte tout naturellement qu'on n'a point affaire ni à la gastrite ni à la gastro-entérite.

De même que l'estomac et l'intestin veulent être éprouvés par un modificateur énergique, de même, nous avons vu que le foie demande à être stimulé dans sa fonction.

Cette nécessité de ne pas abandonner la plupart des viscères sous-diaphragmatiques dans l'état d'inertie et de sommeil où les plonge la condition morbide de leur système nerveux, n'est-elle pas encore une preuve de l'absence de l'inflammation? Considérez maintenant qu'alors que le mal tend à envahir les autres cavités, on ne saurait non plus le combattre qu'à l'aide de formules propres à stimuler les propriétés vitales, ou mieux l'activité physiologique des viscères menacés, et vous arriverez encore à cette conclusion : que le génie de la colique végétale est étranger à l'inflammation proprement dite, considérée dans les organes digestifs et dans leurs annexes.

Si l'on nous produit comme argument spécieux que nous avons nous-même admis l'inflammation dans le cercle étendu de la colique végétale, nous rappellerons que ce n'est que sous la forme secondaire et de pure complication que nous avons signalé ce fait; et nous ajouterons maintenant qu'abandonner les organes digestifs à eux-mêmes, c'est-à-dire ne les administrer que d'une manière négative et débilitante, c'est ouvrir la porte à la phlegmasie, c'est du moins laisser ces organes sous une influence qui ne manquera pas de l'engendrer.

Calmer la douleur, évacuer le malade et lui épargner les chances imminentes de l'inflammation, telle doit être, avons-nous dit, la première pensée du thérapeutiste.

A la première vue, on croit entrevoir une sorte d'antithèse ou de contradiction dans cette formule; cependant elle n'existe pas en réalité, en ce sens que nous savons maintenant que l'inflammation naîtra plutôt de l'inertie fonctionnelle des organes digestifs, de leur engouement par des matières variées, telles que les fèces, la bile, etc., que de la stimulation artificielle qui détermine le départ et l'expulsion de ces corps à bien dire étrangers. Nous avons trop expérimenté dans cet esprit, nous avons trop souvent constaté que notre raisonnement est ici en parfaite harmonie avec les faits, pour faire la moindre concession à ceux qui voudraient nous combattre *à priori*.

Tout en repoussant l'idée que l'inflammation doive occuper ici le premier rang, on nous a vu formuler avec réserve et discernement l'emploi des opiacés et des émétocathartiques. Le même soin, nous l'avons également montré relativement à cette dépression d'activité offerte par la plupart des organes qui sont les premiers à se ressentir des dispositions morbides que présente le système nerveux végétatif.

Un des caractères du mal sur lequel nous devons encore revenir, parce qu'il est, à bien dire, pathognomonique et indélébile, c'est cette tendance à des retours qui n'ont rien de régulier ni de périodique. Cette disposition, en dehors des paroxismes, maintient l'économie au-dessous de son diapason organique, veut, comme on l'a vu, que la fonction de plusieurs viscères soit *sollicitée* par des agents spéciaux, seul moyen d'écarter les crises ; et, de la marche ascendante qu'elles tendraient à suivre, les réduire à une force progressivement décroissante.

Une maladie qui ne cède pas aux moyens antiphlogistiques, une maladie dont la solution ne saurait, à bien dire, être spontanée, quelle qu'en soit le peu d'intensité *première*, une maladie qui puise plutôt dans le changement de climat que dans toute autre influence les éléments de son heureuse terminaison ; enfin, une maladie qui ne s'amende que sous l'empire des opiacés, des évacuants et de moyens essentiellement perturbateurs, saurait-elle représenter l'inflammation des organes sur lesquels la plupart des agents désignés viennent développer leur force virtuelle ? Non.

En ralliant la colique végétale aux lésions du système nerveux, pourrait-on placer cette lésion ailleurs que dans le système des ganglions et dans l'arbre qui en émane ? Non.

Maintenant, si la quinine s'est montrée impuissante dans cette maladie, c'est que les instants de son administration ne représentent à bien dire que des *rémissions partielles et incomplètes ;* c'est que, s'adressant positivement à un système dont l'action est *continue*, elle ne pouvait avoir la même influence qu'alors qu'elle vient se mettre en contact avec celui dont l'activité se partage entre la veille et le sommeil.

Nous avons vu que, pendant la convalescence, il fallait, en nourrissant suffisamment le malade, éviter d'accorder des aliments de digestion pénible, surtout ceux qui engendrent des flatuosités, attendu l'état de *faiblesse* des organes digestifs, disposition qu'on ne saurait nier, puisqu'elle a été constatée par les plus grands observateurs, entre autres par Huxam et l'Hippocrate anglais.

C'est préoccupés de cette même *faiblesse*, de cette *inertie* des organes assimilateurs, que tous les bons praticiens ont ici conseillé l'exercice du cheval, l'emploi des eaux minérales, etc.

Est-ce ainsi qu'on procéderait dans la première période de la convalescence, s'il s'agissait d'une véritable inflammation des viscères abdominaux? Non.

Ainsi donc, tout, dans l'étude qui mène à saisir l'analogie qui existe entre la nature du traitement de la colique végétale et celle de cette maladie elle-même, démontre surabondamment qu'on n'a point affaire ici au génie inflammatoire, mais bien à un de ces états morbides qui ne peuvent avoir pour siége que le système nerveux.

Aller au delà dans les rapprochemens dont nous pourrions tirer encore une foule d'inductions, serait peut-être fatiguer le lecteur; nous en resterons donc ici, ne jugeant pas à propos de nous justifier de l'emploi des saignées, soit locales, soit générales, qu'on sait n'avoir été employées que pour combattre des phénomènes accidentels, ou la généralisation du mal s'étendant à des viscères dont la lésion, quoique *sympathique,* réclame cependant cette mesure.

Après avoir fait tous nos efforts pour établir et bien déterminer le caractère essentiel de la colique végétale, prouvé en quelque sorte qu'on peut s'écarter de l'idée *inflammation* sans retomber dans le chaos des entités chimériques, il nous reste à examiner cette maladie dans ses points de contact et d'analogie avec les affections qu'on a trop souvent mises à sa place.

Ce n'est pas que la fièvre, par laquelle nous commençons cette étude, puisse être confondue avec la colique végétale *et vice versa,* mais ces deux maladies sont si rapprochées dans leur siége, ont des rapports d'étiologie si manifestes, naissent si souvent l'une de l'autre, du moins dans la sphère où nous avons observé, que notre investigation serait incomplète, si nous ne placions ces deux *sœurs* en regard l'une de l'autre.

Il y a, selon nous, dans cette étroite liaison des deux phénomènes morbides qui nous occupent ici, matière à considérations sérieuses sur la nature de l'un et de l'autre. La fièvre et la colique végétale ont-elles un siége unique? ou plutôt, la première de ces deux affections ne se rapporterait-elle pas à la moelle épinière, tandis que la seconde dépendrait des nerfs sympathiques ?

La première supposition nous semble moins spécieuse que la seconde, et cette manière de voir nous la puisons dans l'étude physiologique des causes, des signes réactionnels et des moyens thérapeutiques relatifs à ces deux affections.

En effet, la *fièvre intermittente,* produite par des miasmes, représente un véritable empoisonnement dont l'action *virtuelle* s'exerce non sur la muqueuse intestinale, mais, à la manière des poisons plus septiques qu'irritants, sur le système nerveux de relation, et plus spécialement sur la moelle épinière, c'est-à-dire sur le centre et le principal agent du système *excito-moteur,* pour me servir des vues physiologiques et des expressions de M. Marschall-Hall. La colique végétale, au contraire, déterminée par les transitions qui agissent à la périphérie, s'organise, à bien dire sous l'influence du balancement établi entre les nerfs de nutrition et de sécrétions extérieures, et ceux de nutrition et de sécrétions intérieures.

Nous donnerions sans doute plus de force à cette dernière opinion, si nous déroulions ici toutes les vues physiologiques propres à l'étayer, mais ne voulant pas, sans nous priver absolument de la théorie, lui donner une extension qu'on ne manquerait point de nous reprocher, nous passerons immédiatement à l'étude des symptômes.

Quel est le caractère dominant des signes de l'état fébrile, si ce n'est celui d'une réaction vive et plus ou moins énergique produite par l'acte confié aux nerfs réfléchis ? Avant que cette réaction ne s'effectue, il y a un refoulement, une sorte d'asphyxie des fonctions propres à ce même ordre de nerfs, premier effet du poison, dont les signes s'ouvrent par un frisson plus ou moins intense. Cette même réaction, si elle doit être portée à un haut degré d'intensité, ne peut surgir dans l'économie sans que l'appareil cérébral ne soit plus ou moins influencé ; de là, exaltation grande et même perversion des actes intellectuels, de ceux du mouvement et du sentiment. En même temps que ces phénomènes excentriques, émanés de l'encéphale et de l'arbre rachidien se manifestent, ou sans même qu'ils aient apparu, on en voit d'autres, produits par le système nerveux ganglionnaire, qui revêtent une puissance et une énergie poussées au delà de leur action normale et accoutumée ; alors viennent des sécrétions abondantes et plus ou moins modifiées dans leur constitution.

Relativement à la colique végétale, qu'observons-nous ? Dépression physiologique de tous les actes de la vie de nutrition, dépression qui coïncide avec une intégrité parfaite des phénomènes intellectuels et volontaires, jusqu'à ce que, par la généralisation du mal, le centre cérébro-spinal se voie à son tour envahi. Quand arrive ce moment, les symptômes primitifs tendent à s'affaiblir, souvent même ils disparaissent, et l'on voit cesser la colique, et revenir la plupart des sécrétions. Quelle conséquence tirer de la transition et de l'enchaînement de ces deux phénomènes, si ce n'est que la démarcation établie entre les diverses parties du système nerveux, considéré à l'état normal, ne s'oppose nullement à leur mutuelle dépendance, alors qu'ils sont, à bien dire, régis par les lois pathologiques.

Dans cette dernière proposition, que rien ne répugne à admettre, dont l'esprit même repose sur des faits avérés, se trouve, selon nous, toute formulée la conclusion où nous voulons arriver. En effet, les phénomènes essentiels de la fièvre, dont le caractère veut qu'on les rapporte au système *excito-moteur*, ne sauraient s'accomplir sans la participation du système sympathique, avec lequel l'arbre rachidien nous paraît plus étroitement lié qu'avec le système cérébral proprement dit, en ce sens que, privé de celui-ci, mais pourvu des deux autres, le fœtus végète dans le sein de sa mère, et ne succombe qu'à l'instant où l'intervention du cerveau doit le compléter dans son existence indépendante ou extra-utérine.

Dans la maladie que nous étudions, dans plusieurs des observations que nous avons lues, se rencontrent des exemples propres à fortifier cette opinion. Ainsi, dans la maladie de Coudray (voir l'observation IVᵉ) le cerveau est toujours resté intact, tandis que plusieurs symptômes ont paru dériver de la moelle épinière. Chez d'autres malades, on a vu l'encéphale participer à l'état morbide, mais toujours après le centre spinal, et par l'intermédiaire de la cinquième paire, nerf que son apparence plexiforme et plusieurs de ses fonctions ont fait considérer comme concourant aux phénomènes de nutrition et des sécrétions externes.

Cette participation incontestable du grand sympathique au phénomène morbide appelé fièvre, participation qui est telle que bien des auteurs n'ont voulu voir le point de départ de celle-ci que dans ce même système, ne nous aide-t-elle pas à comprendre l'influence *réfléchie* qu'exercent l'une sur l'autre la fièvre et la colique végétale ?

Sans pousser bien loin encore le parallèle que nous venons d'établir entre la fièvre intermittente et la névralgie du grand sympathique, nous ferons observer : que de même que la première de ces deux maladies a une tendance naturelle à se compliquer, à s'étendre et à se terminer par la mort, si elle n'est pas à temps et convenablement combattue, de même la seconde gagne chaque jour en intensité, et chemine lentement vers une issue funeste, si elle est abandonnée à elle-même.

On retrouve, relativement aux agents thérapeutiques, non pas une parfaite similitude, puisque le quinquina, qui tue la fièvre peut éveiller, pour ainsi dire, la colique végétale, du moins de nombreux points de rapprochements, tels que les émétiques et les purgatifs, les opiacés, les vésicatoires, plusieurs moyens perturbateurs, le changement de lieux et de climat, les eaux et l'exercice à cheval.

Ainsi, dans le traitement comme dans l'évolution complète de la maladie, on saisit de nombreux rapports entre la fièvre et la colique végétale ; mais ces rapports ne sauraient voiler le caractère propre et indélébile de chacune de ces deux affections.

Nous croirons en avoir dit assez sur les termes comparatifs de ces deux maladies quand nous aurons fait remarquer, que de même que la fièvre fut un problème insoluble de thérapeutique avant la découverte du quinquina, de même la colique végétale se présente encore comme une grande difficulté curative, difficulté que l'empirisme saura peut-être mieux surmonter que la médecine rationnelle [1].

Passons à la colique bilieuse.

Confondre cette maladie avec la colique végétale, c'est établir l'identité de ces deux affections d'après des analogies bien peu complètes et bien peu multipliées.

Dans les causes prédisposantes, on rencontre, il est vrai, à côté de dissimilitudes nombreuses, quelque ressemblance : nous voulons plus spécialement parler du tempérament bilieux.

Dans les causes déterminantes, au contraire, rien qui rapproche nos maladies, puisque la colique bilieuse ou hépatique est déterminée par la présence d'un calcul biliaire dans le canal cystique ou cholédoque, tandis que, si cette circonstance se rencontre quelquefois dans la colique végétale, il faut la considérer comme effet et non comme cause.

---

[1] Cette pensée, que nous avons émise *à priori*, se trouve en quelque sorte confirmée par ce que nous apprend le docteur Malcolmson, dont le mémoire sur le *béribéri* de l'Inde a été couronné par le bureau médical de Madras : il y est dit : « Une autre composition vantée par les Indiens est l'*oleum nigrum*, faite avec le benjoin, des clous de girofle, la muscade et le macis. Ils prétendent en tirer de grands avantages. Il est certain que la proportion des décès causés par le béribéri diminue d'une manière remarquable par l'usage général de cette huile noire. Le docteur Herklot en a surtout obtenu des effets surprenants. Sur cinquante cas de béribéri, il a perdu seulement un seul malade, tandis qu'il en perdait ordinairement onze sur quinze par les méthodes ordinaires, la saignée et les purgatifs. Il donne 15 gouttes de l'huile noire deux fois par jour ; les symptômes s'amendent dès le lendemain, et l'œdème commence à se dissiper. Au quatrième jour, le mieux est très-sensible ; le sixième, on peut suspendre la prescription, et jamais on ne la continue au delà du quinzième jour. » (*The India journ. of med. sc.* — Extrait de la Revue médicale, cahier de février 1837.)

Dans l'invasion, aucun point de contact, moins de rapprochement encore dans la marche, le progrès et la terminaison de ces deux maladies. Ici tout est tellement palpable pour le clinicien qu'il nous paraîtrait plus fastidieux qu'utile de nous attacher longuement à le prouver.

En deux mots, nous trouvons la même différence entre la colique bilieuse et la colique végétale qu'entre la cuivreuse et la saturnine ; c'est-à-dire que dans la colique hépatique, comme dans celle par le cuivre, il y a déjections alvines et inflammation plus ou moins vive, tandis que dans la végétale, de même que dans celle par le plomb, il y a constipation absolue et prédominance de phénomènes nerveux.

Mais c'est entre les coliques végétale et métallique qu'il nous faut maintenant établir une démarcation sensible. Ici notre tâche offre d'assez grandes difficultés, bien que le savant M. Mérat ait frayé la voie, et, en excellent géomètre, placé des jalons propres à nous guider.

Pour qui a comparé en observateur attentif la colique végétale avec la métallique, il n'y a pas lieu de les confondre absolument, malgré, il faut en convenir, les points de contact nombreux qui existent entre elles. Les médecins purement écrivains, ceux dits de cabinet, ont, ce nous semble, plus que les vrais praticiens, contribué à jeter du doute et de l'incertitude sur les caractères différentiels qu'on peut raisonnablement établir entre les maladies dont nous commençons le parallèle.

Raisonnant d'après l'étiologie, les médecins que nous venons de citer ont vu nos deux coliques s'engendrant par la même cause, attendu qu'ils regardent l'usage de conserver l'eau dans certains vases comme une circonstance équivalente, ou du moins analogue à celle où se trouvent les ouvriers qui manient les oxydes métalliques. Cette opinion erronée ayant été redressée et victorieusement combattue par un grand nombre d'auteurs recommandables, qu'il nous suffise de l'avoir mentionnée.

Voulant à toute force, pour maintenir l'identité des deux

affections, les faire naître l'une et l'autre d'une influence en quelque sorte toxique, il est des médecins qui, abandonnant l'idée de l'absorption métallique, ont voulu trouver dans le phénomène avorté de la maturité des fruits, et par suite dans celui de la fermentation imparfaite de leurs sucs, une cause déterminante et plus ou moins délétère de la colique végétale. En serait-il ainsi, bien entendu la pensée d'intoxication écartée, qu'il n'y aurait pas la moindre parité d'action entre cette dernière cause et celle que représentent les sels de plomb.

Un grand fait sur les causes, et que n'a pas manqué de signaler M. Mérat, fait qui, à lui seul, nous paraît placer à une énorme distance la *rachialgie* métallique de la *rachialgie* végétale, comme les désignaient Astruc et Sauvages, c'est que la première revêt la forme sporadique, tandis que la seconde procède presque toujours épidémiquement, ce qui indique qu'elle puise sa source dans l'atmosphère.

C'est alors surtout que la colique végétale se montre endémique, ainsi qu'on l'observe sur une échelle assez étendue du globe, où les arts sont encore à naître, où, par conséquent, on ne se livre pas à la manipulation des oxydes métalliques; c'est alors, disons-nous, qu'aucun rapprochement n'est possible, sous le rapport étiologique, entre les deux maladies qui fixent notre attention.

Une des plus grandes preuves que la cause de la colique végétale est réellement atmosphérique, c'est la nécessité presque absolue de changer de climat, soit pour en guérir radicalement, soit pour ne point subir des rechutes sans nombre. Se transporter d'un lieu où cette maladie est endémique dans un autre dont le sol en est vierge, c'est se placer dans l'heureuse condition de guérir promptement et sans le secours de la médecine.

L'étude, aujourd'hui bien approfondie, de la colique saturnine prouve que le rétablissement des malades est possible sans l'intervention de l'art. S'il n'en est pas de même pour la colique végétale, surtout si la thérapeutique en est moins heureuse, c'est qu'ici la cause n'est pas, comme dans la maladie dite *des peintres*, facile à éviter : au contraire il faut la subir incessamment. Qu'on soumette, d'une manière permanente, l'homme disposé à la colique métallique à l'influence des agents qui la déterminent, et la nature cessera de se suffire à elle-même, et le traitement, quel qu'il soit, sera frappé d'impuissance. Mais ce contraste, qu'à juste titre nous venons d'établir entre les causes, perd de sa force, sinon de sa réalité, quand on compare les signes et la durée des deux affections. Même irrégularité dans la forme du début ou de l'invasion; analogie incontestable dans l'état confirmé, soit sous le point de vue des symptômes locaux, soit sous celui des phénomènes de généralisation. A l'une des coliques, il est vrai, appartient plus spécialement la *fièvre*, mais à quel titre dans les deux? A celui de complication *inflammatoire*, plus fréquente seulement dans la végétale que dans la métallique. Quant à la sensibilité abdominale, on l'observe plus souvent encore dans notre maladie, ce que nous rapportons, comme la fièvre, à l'intervention du génie phlegmasique. Mais un signe distinctif assez remarquable, entre deux affections jusqu'ici à peu près jumelles, c'est le ballonnement du ventre dans l'une et la rétraction de cette cavité dans l'autre. De quelle cause feronsnous dépendre un pareil contraste? Est-ce que dans l'une des maladies il y a formation abondante de gaz, tandis que dans l'autre il y a suspension de ce phénomène? ou plutôt que, dans un cas, les vents trouvent une issue, tandis que dans l'autre ils demeurent incarcérés? La question, nous le pensons bien, n'est pas tout entière dans ces hypothèses, et une cause, plus étroitement liée au génie de la maladie, établit sans doute la différence sur laquelle nous insistons ici [1].

---

[1] Nous comprenons très-bien que le plan musculaire des intestins puisse jouer un rôle important. En effet, dans la colique par le plomb, il présente, selon quelques auteurs, une disposition *tétanique*, il est sur-contracté. Dans la colique végétale, au contraire, tout en reconnaissant qu'on rencontre

Sans contredire ce que plus haut nous avons avancé touchant l'analogie relative à la marche et à la durée du mal, nous ferons ressortir que la colique végétale peut être mortelle en quelques jours, quelquefois même en quelques heures, issue rapide et funeste qui n'est point attribuée à la colique saturnine. A la vérité, cette circonstance, qui pour la colique végétale n'est point une exception, là où son endémie montre une intensité foudroyante, pourrait peut-être se présenter dans l'entéralgie métallique, si la cause doublait ou triplait d'activité; alors que deviendrait encore ce caractère d'opposition?

C'est conscience à nous, on en conviendra, que d'analyser ainsi les termes qui pourraient nous servir à isoler l'une de l'autre deux maladies assez étroitement liées de diagnostic. On se demandera même si nous ne tendons vers une solution tout opposée à celle que nous paraissions nous promettre, ou si notre logique ne sommeille pas ici profondément? La réponse que nous ferons, c'est qu'une pareille manière de raisonner découle tout naturellement de l'amour de la vérité; et qu'en la prenant pour base, on peut tout aussi bien convaincre qu'en se retranchant dans une position, dont la hardiesse et la témérité ne constituent pas une force réelle, une puissance invincible.

Poursuivons :

Si ce qu'il y a de plus saillant, si ce qui frappe d'abord l'attention dans l'étude des signes, ne conduit qu'avec peine à tracer une délimitation entre la colique végétale et la métal-

une sorte de spasme fonctionnel, nous ne soutiendrions pas qu'il existât une convulsion tonique permanente. D'où vient cette dissidence entre deux maladies qui ont tant d'analogie par ailleurs? Notre *hypothèse,* à nous, c'est que la colique saturnine, représentant un véritable empoisonnement, soit gastrique, soit pulmonaire, ne peut manquer de porter une action directe sur le nerf vague, agent de la motilité intestinale; tandis que, dans la colique végétale, le même phénomène ne saurait surgir, vu l'absence de toute intoxication, vu que le pneumo-gastrique ne présente que des lésions secondaires et purement sympathiques.

lique, on rencontre, pour baser son opinion, des circonstances assez multipliées dans les symptômes de second ordre.

Ainsi, l'expression du visage est naturelle entre les paroxismes de la colique de plomb, tandis qu'elle ne cesse d'être souffrante et anxieuse, d'indiquer un délabrement radical de l'organisme dans la colique vegétale. L'ictère encore est ici plus constant et plus intense, ce qui nous paraît tenir à la participation plus grande du foie. Si l'on nous demande maintenant pourquoi le foie prend une part plus active à l'état morbide, c'est, ce nous semble, parce qu'en sa qualité d'organe sécréteur, il doit être plus essentiellement lésé dans une maladie qui porte sur le système ganglionnaire, système qui préside aux sécrétions et exhalations.

La rétraction du testicule, phénomène qu'on ne prend pas toujours la peine de constater dans les maladies auxquelles elle se lie, établit encore une différence, car nous ne l'avons pas observée dans la colique végétale. Le pourquoi de sa manifestation presque constante dans la métallique nous paraît tenir au génie de cette dernière, que tout à l'heure nous venons de rapporter au système moteur, c'est-à-dire à l'arbre cérébro-rachidien.

Plus nous comparons ces coliques, plus nous sommes porté à considérer la métallique comme une *rachialgie* idiopathique, et la végétale comme une *ganglionie* du même type. Dans cette opinion, on en conviendra peut-être, se rencontre l'explication de la plupart des phénomènes différentiels dont nous poursuivons l'étude.

A côté de la rétraction testiculaire, figure la constriction spasmodique du rectum et de son orifice, signe qui n'est point constant, il est vrai, dans la colique métallique, mais qu'on ne peut nier cependant, puisqu'il a été constaté par plusieurs observateurs dignes de foi. Les médecins, du moins à notre connaissance, qui ont étudié la colique végétale, n'ont pas mentionné ce symptôme, dont nous confondons l'origine étiologique avec celle du précédent.

Dans la colique métallique le pouls est quelquefois large : on observe des palpitations ; dans la végétale, il est plutôt grêle : les spasmes tiennent lieu des mouvements tumultueux du cœur.

Pour ce qui concerne l'épilepsie, elle est généralement mortelle dans la colique des peintres ; elle est grave dans celle qui fait le sujet de cet essai, mais ce n'est point un signe mortel. Dans le premier cas, elle tient positivement à l'effet toxique du métal ; elle est idiopathique et peut laisser des traces cadavériques ; dans le second, elle n'est que de réaction sympathique : c'est un épiphénomène sérieux ; mais cette lésion, que nous croyons purement fonctionnelle, n'a pas laissé de solution organique, encore constatée.

La paralysie des membres est peut-être moins imminente, surtout moins immédiate, dans la colique végétale que dans la saturnine ; elle nous a paru plus grave et plus tenace dans la première que dans la seconde. C'est là une donnée approximative à côté de laquelle figurent d'assez nombreuses exceptions.

La dyspnée est plus redoutable dans la végétale que dans la métallique, attendu qu'en sus de la lésion présentée par les puissances inspiratrices il y a lésion chimique, ce que nous verrons plus tard.

Nous n'avons pas assez souvent observé le coma dans la colique végétale pour donner sur ce point une opinion comparative entre cette maladie et la colique de plomb.

Quant au diagnostic, on peut le dire indélébile et vulgaire dans la colique métallique ; dans la végétale, il ne devient facile que par l'habitude, le malade ne saurait l'établir de lui-même.

Le pronostic est sûr et tout à fait favorable dans le mal des peintres ; il est difficile et plus sérieux pour les hommes frappés de la colique végétale.

Sous le rapport anatomique, on a constaté des lésions manifestes du cerveau et de la moelle, dans la maladie traitée à la Charité ; dans l'affection que nous avons observée à Cayenne, et que tant d'autres ont rencontrée sur divers points du globe, cette découverte est encore à faire. Les centres nerveux, comme les organes digestifs , se sont quelquefois montrés exempts de toute altération dans la première des maladies ici comparées ; dans la seconde, on ne saurait, selon nous, en dire autant touchant le système des ganglions et les viscères creux de l'abdomen.

N'oublions pas de mentionner que la suppression des urines établit aussi une différence entre la colique végétale et la minérale.

Sans pousser encore loin un parallèle qui nous semble déjà suffisant, nous nous bornerons à mentionner que le traitement fournit plus d'un élément de divergence, car, d'une part, l'expectation et les antiphlogistiques sont d'un effet déplorable dans notre maladie ; l'opium, comme unique moyen n'y suffirait pas, les cholagogues sont indispensables, le changement de climat, le premier besoin, le seul véhicule d'un succès assuré ; tandis qu'à la Charité on possède une tradition d'un empirisme monstrueux, il est vrai, mais à peu près infaillible.

Ainsi, l'on voit que, tout bien considéré, il est possible de distinguer, au lit du malade, les deux coliques que nous avons mises en regard. L'opinion que nous émettons ici, était, comme le dit M. Mérat, celle des auteurs qui ont écrit en connaissance de cause, ayant sous les yeux des coliques végétales, et connaissant les ouvrages écrits sur la colique métallique. Ces auteurs sont Bonté et Marteau de Granvilliers. Le premier dit qu'il a vu ces deux coliques compliquées ensemble et les distinguait fort bien ; le dernier soutient que la colique végétale est une maladie toute nerveuse, qui ne doit être traitée que par les antispasmodiques ; il blâme, et nous partageons tout à fait son opinion , ceux qui voudraient faire subir à cette affection le traitement de la Charité. Nous avons déja vu qu'Astruc et Sauvages ne confondaient pas entre la colique végétale et la métallique.

Maintenant, en sus de l'étude à laquelle nous nous sommes déjà livré pour arriver à la connaissance du caractère essentiel de la colique végétale, il nous reste à démontrer que les actes physiologiques lésés dans cet état morbide dépendent bien réellement du grand sympathique.

Pour arriver à ce résultat important, nous n'avons nul effort d'imagination à produire, et les travaux des physiologistes modernes démontreront surabondamment ce que nous n'avons fait qu'énoncer encore.

Au premier rang des fonctions qui se trouvent ici intéressées nous placerons la digestion.

Cette fonction, envisagée dans l'estomac, ne se présente pas comme entièrement isolée de l'influence nerveuse cérébrale ; celle-ci lui est même indispensable sous le rapport de l'harmonie et du *consensus* qui ne sauraient manquer d'exister entre les plus importants des organes végétatifs et ceux de relation ; aussi voit-on le pneumo-gastrique établissant les sympathies du ventricule à l'encéphale. En pourrait-il être autrement, quand il s'agit d'un viscère dont quelques-unes des manières d'être rentrent sous l'empire de la volonté ? Que le cerveau ne soit pas averti des besoins de l'estomac, et celui-ci manquera des matériaux sur lesquels s'exerce sa fonction intime. Nous devons donc reconnaître l'influence du *sensorium commune* relativement à cette dépendance où se trouve l'estomac pour ce qu'on pourrait appeler ses communications extérieures, autrement dit, son état passif ; prouvant immédiatement que son état actif puise ses éléments dans une autre source.

Cette preuve nous est fournie par les expériences on ne peut plus concluantes de l'infatigable M. Brachet, de Lyon. Ce savant médecin, voulant arriver à la découverte de l'influence qu'exerce chaque espèce de nerfs sur les diverses fonctions digestives de l'estomac, a envisagé les actes de ce viscère sous les rapports : 1° du sentiment du besoin, de l'appétation des aliments ou de la faim ; 2° de l'action chi-

mico-vitale des sucs ou liquides gastriques sur la masse alimentaire ou la chymification; 3° de l'action péristaltique ou
antipéristaltique de l'estomac sur la masse alimentaire pour
en présenter successivement toutes les parties à la surface
chymifiante et ensuite pour l'expulser.

On sent bien que ce serait sortir de notre sujet que de citer
les expériences faites par le médecin de Lyon ; qu'il nous
suffise donc de dire que, par la précision de ses moyens analytiques et investigateurs, il est parvenu à démontrer que le
sentiment du besoin ou de la faim n'appartient, par l'intermédiaire du pneumo-gastrique, qu'à l'influence cérébrale ;
que le mouvement péristaltique et antipéristaltique, autrement la faculté contractile de l'estomac, reconnaît la même
cause ; tandis que l'exhalation et la sécrétion des humeurs
gastriques, ainsi que l'absorption des fluides qui ont été ingérés dans l'estomac se trouvent sous l'empire du plexus coro-
naire stomachique.

Que, relativement à notre colique, nous mettions maintenant en regard les principaux symptômes offerts par l'estomac
avec les divers actes de ce viscère, et bientôt nous jugerons
que le rapport est plus direct entre ces mêmes symptômes et
les fonctions placées sous l'empire du sympathique qu'avec
celles qui émanent de la huitième paire.

Ainsi, l'inappétence est plus constante que le dégoût proprement dit, attendu que le ventricule ne saurait solliciter le
nerf vague, alors que la chymification est devenue impossible,
que l'exhalation et l'absorption sont à bien dire suspendues.
Dans la gastrite, au contraire, l'estomac ayant plus à souffrir
du contact des aliments que dans la maladie qui nous occupe,
le dégoût surgit afin de s'opposer plus sûrement à leur
arrivée.

Ce que nous disons de la faim s'applique directement à la
soif, et nous avons vu que cette dernière n'a rien de tyrannique dans la colique végétale.

Quelle est, dans l'estomac, la sensation qui domine ? C'est

la *pesanteur*, non la chaleur ni la douleur; la lésion est donc ici plus essentiellement chimique que vitale, c'est-à-dire que la chymification, plus que toute autre fonction, aptitude ou manière d'être de l'estomac, se trouve intéressée. Alors on conçoit que la pâte alimentaire, ne subissant aucune modification, ne peut manquer de fatiguer et de surcharger le ventricule; de là cette sensation plus essentielle et plus pathognomonique dans la colique végétale que dans tout autre état morbide du gaster, et que nous venons de désigner par le mot pesanteur.

Si le vomissement a une tendance assez grande à se manifester, ce n'est pas précisément sous l'influence de l'éréthisme gastrique, mais bien parce que l'estomac n'absorbe plus, et que les boissons tendent à s'y accumuler. Dans la matière du vomissement, on ne rencontre que de la bile, qui reflue du duodénum, ou les boissons précédemment ingérées; de là vient que, dans cette maladie, tout breuvage remplit à bien dire l'office d'un émétique.

Si les premières régurgitations sont glaireuses, c'est que le dernier produit de l'exhalation n'ayant pour l'instant aucune destination, doit être rejeté par l'estomac; comme, à l'instant de la mort, le poumon restitue à l'atmosphère le fluide dont il n'a plus besoin. Cette exhalation des fluides gastriques ne dépasse pas le moment de l'invasion, plus tard elle cesse, et si des vomissements ont lieu, ils sont représentés par la bile et les boissons récemment avalées.

C'est donc dans sa vie végétative, assimilatrice ou chimique, et non dans la part qu'il prend à la vie de relation, que l'estomac se trouve ici lésé. Cette communication de l'estomac avec les choses du dehors n'est point un contre-sens physiologique, elle existe en faveur de presque tous les organes placés sous l'influence des deux systèmes nerveux. Cette disposition est plus manifeste sans doute dans les premiers et les plus importants des viscères de la vie organique que dans ceux qui ne remplissent qu'un rôle secondaire, et

13.

nous devons la considérer comme une espèce de transition entre les viscères purement végétatifs et ceux de relation ; les organes qui en sont le siége seront donc regardés comme étant de nature mixte, et participant des deux vies.

Ne poussons pas plus loin ces disgressions, à peu près étrangères au sujet, et voyons ce que devient ici l'intestin grêle.

Cet intestin, de même que l'estomac, se trouve, dans sa partie supérieure, placé sous l'influence du pneumo-gastrique; dans sa partie inférieure, sous celle de la moelle épinière, bien entendu qu'il s'agit des actes étrangers aux nerfs ganglionnaires, ceux-ci étant à la chylification dans l'intestin ce qu'ils sont à la chymification dans l'estomac. Ce fait, que M. Brachet a démontré par des expériences rigoureuses, se trouvant établi, faisons-en l'application à l'intestin grêle comme organe lésé dans la colique végétale.

Si le duodénum, le jéjunum et l'iléum souffrent dans cette maladie, c'est que les plexus mésentériques, émanés du solaire, sont frappés de névralgie ; si la douleur ici ressentie n'offre pas le même siége chez tous les malades, ou que, chez le même sujet, elle se transporte d'un point à un autre, c'est que les rameaux ganglionnaires, en proie au stimulus morbide, peuvent eux-mêmes varier ; tantôt ce sont les branches destinées au duodénum, tantôt celles de l'iléum, qui servent de conducteur au mal, d'agent à la douleur.

Mais il se passe dans ces organes d'autres phénomènes dont il nous faut tenir compte ; nous voulons parler de l'exhalation des fluides intestinaux, exhalation presque entièrement suspendue.

En effet, n'avons-nous pas vu les selles absolument taries, n'avons-nous pas vu la difficulté extrême de les obtenir, même en recourant aux moyens les plus actifs! Une circonstance étrangère aux actes intimes de l'intestin grêle, l'absence de la bile, entre ici pour quelque chose, nous en convenons, mais ce fluide stimulateur, venant à agir sur l'intestin, ne procure par lui-même que l'évacuation rare et difficile de fèces dures et globuleuses; on voit que la bile seule, encore sécrétée par des moyens artificiels, a favorisé la fonction, mais que les fluides intestinaux proprement dits ne sont pas venus délayer la matière et lui donner les caractères louables.

A quelle lésion physiologique faut-il rapporter cette absence presque totale des fluides intestinaux, si ce n'est à l'anomalie survenue dans l'influence et la vitalité des nerfs qui président à la sécrétion de ces fluides? Pour soutenir que le système ganglionnaire n'est point ici l'organe lésé, il faudrait prouver qu'il ne préside pas aux sécrétions intestinales, ce qui sera difficile après les beaux travaux de M. Brachet, physiologiste dont la sévère philosophie se rapproche beaucoup de celle de M. Magendie.

Pour dernier argument, rappelons qu'après avoir amené la bile dans l'intestin, il était indispensable de provoquer cet organe dans ses sécrétions et exhalations, à l'aide des moyens les mieux appropriés à cet effet.

La dépendance où nous avons vu qu'était l'intestin grêle du centre cérébro-spinal, pour ses phénomènes de sentiment et de mouvement, le gros intestin la partage; et si l'estomac est soumis, pour la sensation du besoin, aux nerfs de relation, le rectum ne saurait y être étranger dans le même rayon des actes qui lui sont confiés. Quant aux exhalations et sécrétions, elles sont ici, comme dans le reste du tube intestinal, dépendantes du système ganglionnaire.

Ces données, auxquelles les expériences les plus rigoureuses ont attaché un caractère de certitude que rien ne saurait plus altérer, nous sont encore utiles pour prouver que les actes pathologiques qui émanent du gros intestin sont d'accord avec cette pensée de névralgie végétative que nous poursuivons depuis si longtemps.

En effet, les sensations sont loin d'être émoussées dans le rectum; il est, au contraire incessamment excité, mais cette excitation, au lieu de dépendre de la présence de beaucoup de matières fécales, semble plutôt dériver, soit de la nature de ces matières, s'il en existe, soit du retentissement douloureux qu'exercent sur les nerfs spinaux, destinés à l'organe défécateur, les rameaux ganglionnaires en proie à la névralgie. Attachant peu d'importance à ces dernières propositions, nous nous bornerons à constater un fait, nous voulons parler de la *suppression* des sécrétions et exhalations du rectum, circonstance suffisante pour rendre compte des signes offerts par cet intestin, que, comme tant d'autres organes, nous ne voyons ici affecté que dans ses phénomènes végétatifs.

L'altération éprouvée par les organes sécréteurs représentant l'un des éléments les plus essentiels et les plus significatifs de la maladie qui nous occupe, passons à l'étude morbide du foie, organe qui, dans cette série, occupe le premier rang.

La lésion du foie est ici en tout identique à celle des autres organes sous-diaphragmatiques; ce viscère est lésé dans sa sécrétion, lésion qui ne consiste pas toujours et absolument dans l'abolition de cette fonction, de simples anomalies pouvant caractériser son état morbide. Ainsi, la bile nous paraît supprimée ou sensiblement diminuée dans sa quantité, s'il y a ictère; en l'absence de ce dernier, elle nous a semblé la plupart du temps avoir été sécrétée, mais modifiée dans la crase et la constitution de ses éléments.

Si des expériences directes ont pu être faites pour prouver que le rein, par exemple, ne sécrète son fluide que sous l'influence du plexus sympathique qui lui appartient, il n'en a pas été de même, du moins que nous sachions, pour le foie, mais la simple analogie, bien légitime d'ailleurs, établit à elle seule que cet organe fonctionne par l'intermédiaire du plexus hépatique, ne recevant, des filets perdus du pneumogastrique et du diaphragmatique, qu'une activité étrangère à son travail de sécrétion.

Cette modification apportée dans la physiologie du foie

peut aller, comme nous venons de le dire, jusqu'à mettre obstacle à sa sécrétion, phénomène morbide dont la durée ne peut dépasser quelques jours, sans qu'il n'en résulte une sorte d'intumescence de l'organe; de là peut-être le volume remarquable que nous a présenté la glande hépathique sur le cadavre de Quenneson, véritable hypertrophie passive.

Si, au contraire le fluide biliaire a été sécrété, mais modifié dans sa nature, il peut en résulter des calculs, surtout s'il a stagné trop longtemps dans ses voies d'émission. Si cette circonstance ne va pas jusqu'à solidifier ainsi la bile, elle tend du 'moins à l'épaissir et à la coaguler; comme le spasme qui resserre le canal cholédoque ou son orifice duodénal peut faire que le fluide s'accumule en grande quantité dans la cholécyste.

L'influence directe et absolue attribuée à l'innervation dans le phénomène des sécrétions et des exhalations étant devenue incontestable, il en résulte que, pour le foie comme pour les organes digestifs proprement dits, nous pouvons affirmer que tout se passe sous l'empire d'une lésion nerveuse, lésion que la prédominance que présente ici le système ganglionnaire sur le système de relation doit faire rapporter presque absolument au premier de ces deux appareils nerveux.

Nous terminerons les considérations relatives au foie en faisant remarquer qu'il est réellement modifié dans ce qu'on appelle la colique végétale, mais que la nuance pathologique offerte par ce viscère n'a rien de spécial ni de prédominant. Si la participation qu'il prend ici fixe plus l'attention que celle offerte par d'autres organes, c'est qu'il est un des plus importants, c'est que son rôle, dans celui des sécrétions considérées en général, doit être placé en première ligne.

Avec M. Voisin, nous voulons bien considérer le foie, *en lui-même*, comme ne remplissant qu'une fonction excrémentitielle, fonction dont l'organe peut, presque impunément, subir des altérations profondes et étendues; mais cette circonstance, si bien présentée et si savamment caractérisée par notre ingénieux confrère, ne nous conduit pas à admettre avec lui que le foie soit presqu'un organe de luxe, ou du moins un organe d'ordre très-inférieur.

Tout se lie dans l'économie, tout concourt à ce grand consensus d'Hippocrate; et les appareils qui ne sont pas de nécessité première pour un instant donné de la vie deviennent cependant d'un impérieux besoin si elle doit se prolonger, et accomplir le cercle tracé par la main qui a créé nos organes en même temps qu'elle nous a animés d'un principe plus subtil et plus divin.

Oui, le foie est un organe dont les produits vont au dehors, dont le fluide arrivé dans l'alambic digestif n'y remplit peut-être pas le rôle d'un menstrue bien essentiel, ce qui n'empêche que son concours ne soit *indispensable* pour l'acte final de la digestion, c'est-à-dire qu'il stimule le mouvement péristaltique des intestins; mécanisme à l'aide duquel s'effectue le transport des matières fécales, et bientôt leur exonération.

Ceci est si vrai, que, tant que, sous l'influence de la colique végétale, la bile n'arrose pas le tube digestif, aucune évacuation n'est possible, résultat auquel est arrivé M. Voisin lui-même en privant, par des expériences directes, le tube intestinal de l'influence de ce liquide.

En passant de la sécrétion du foie à celle effectuée par le parenchyme rénal, nous trouvons les mêmes éléments de conviction touchant l'influence morbide que nous prêtons ici à la plupart des ganglions ou plexus sympathiques. L'urine, comme la bile, n'est plus filtrée qu'avec peine et parcimonie, de là une situation nouvelle du tissu de l'organe, situation propre à en déterminer, sinon l'inflammation, du moins l'irritation; de là encore la douleur rapportée à cet organe, douleur parfois aussi vive que dans la néphrite. Il se pourrait faire, et nous l'admettons même, que la douleur eût pour siége les ganglions semi-lunaires plutôt que le rein lui-même. Quoi qu'il en soit, cet organe fonctionne avec embarras, ne fournit qu'un produit médiocre, et entre bien positivement dans la sphère de notre maladie, à la manière de tous ceux dont la principale fonction est soumise au système ganglionnaire.

Ce que nous avons dit plus haut, relativement aux expériences de physiologie faites pour démontrer que le système cérébro-spinal est en dehors de la sécrétion du rein, nous dispense de tout détail à ce sujet. (Voir les beaux travaux de M. Brachet, de Lyon.)

La vessie étant aussi un organe de souffrance pour les patients de la colique végétale, nous devons l'envisager sous les mêmes rapports que ceux qui ont fixé notre attention pour d'autres organes.

Placée, comme le rectum, sous l'influence des nerfs spinaux (sacrés), la vessie ne se contracte qu'à la condition que ces nerfs conservent leur intégrité, circonstance qui se rencontre dans la colique végétale. Nos malades devaient donc éprouver le besoin d'uriner, ils l'ont même ressenti avec violence et importunité, attendu les qualités insolites de l'urine, et plus peut-être parce que l'exhalation et la sécrétion muqueuse de la vessie se trouvaient également perverties, ou même suspendues. Un pareil état, on le conçoit, ne peut durer longtemps sans que la muqueuse vésicale ne s'irrite et ne s'enflamme, fait que nous avons constaté sur autant de cadavres que nous en avons ouvert.

Aussi nous a-t-on vu user presque toujours des sangsues pour calmer les angoisses rapportées à la vessie. Cette nécessité de donner des bains émollients, des lavements de même nature, et de tout faire pour adoucir l'éréthisme vésical, éveille en même temps l'attention de saupoudrer les vésicatoires de camphre, et de ne pas prolonger trop bas, le long de l'échine, les frictions avec la teinture de noix vomique, s'il arrivait que dans l'état aigu, instant où le ténesme vésical est le plus prononcé, il y eût indication pour user de ce médicament.

Il ne nous reste plus, concernant les organes sécréteurs

sous-diaphragmatiques, qu'à mentionner la part que prennent ici ceux de la génération.

On a vu que cette fonction partageait le sommeil général de l'économie, que les malades n'éprouvaient aucun besoin sexuel. Ce n'est pas que, dans cette situation, ils soient privés de toute aptitude au plaisir, l'imagination, d'une influence si active dans le phénomène génésique, venant à leur secours, les nerfs cérébraux ne manqueraient pas d'exciter le désir; mais, à l'homme, il faut une disposition matérielle pour éveiller des sensations légitimes, et le sperme, comme les autres fluides dont l'étude nous a déjà occupé, fait ici défaut. Ainsi, en résumé, l'érection est possible, mais l'éjaculation ne saurait avoir lieu.

La conclusion à tirer de faits aussi bien constatés, c'est que les nerfs sympathiques sont intéressés dans leurs fonctions, tandis que ceux de relation conservent leur aptitude, rarement mise en jeu dans l'état de dépression où se trouve l'organisme.

Rien de sensible n'émanant du pancréas, ce n'est que par analogie que nous sommes porté à le considérer comme présentant une sécrétion amoindrie, si ce n'est presque entièrement suspendue.

Quant aux glandes salivaires, leur produit est évidemment diminué, comme le prouve l'aridité de la cavité buccale, et aussi le peu de disposition qu'offrent les malades au ptyalysme, chose dont le traitement, par d'assez hautes doses de calomel, a pu nous donner la mesure.

Ayant examiné l'ensemble des viscères abdominaux sous l'influence de la colique végétale, voyons quelle est la part que prennent à cet état morbide les organes placés dans la cavité thoracique, et les sécrétions étudiées dans l'état de perversion où nous les avons trouvées; voyons ce que devient le cœur, lui qui envoie à chaque organe glanduleux le fluide sur lequel il doit opérer.

Par le cœur, nous entendons ici la circulation, c'est-à-dire la fonction la plus essentiellement organique, et, en même temps, la plus indispensable au maintien de la vie.

Si nous nous reportons à l'étude du symptôme, la circulation nous apparaît comme une des fonctions les moins altérées du moins tant que la maladie ne s'est pas généralisée, et aussi longtemps que l'inflammation ne vient pas la compliquer.

En effet, le pouls reste calme au milieu d'un orage déjà assez violent, et s'il vient à présenter une modification pathologique, celle-ci, loin d'avoir les caractères de la véhémence et de l'exaltation, revêt, tout au contraire, ceux de la dépression ou d'un spasme plus ou moins prononcé.

Bien que la maladie qui nous occupe n'appartienne pas à la phlegmasie, on s'étonne cependant de cette sorte d'impassibilité du cœur, et la surprise s'accroîtrait encore en songeant que cet organe se trouve placé sous l'empire du système principalement affecté, si on ne savait que, dans ce même système, tout s'isole et jouit d'une vie pour ainsi dire à part.

Mais ce langage établit que le cœur fonctionne indépendamment de l'influence cérébro-spinale, opinion qui ne fut pas, comme on le sait, celle de Legallois, et qui n'a pris cours dans la science que depuis que, dans les expériences faites pour s'éclairer, on a tenu compte du système ganglionnaire. Le savant que déjà nous avons tant cité, parce que son travail nous sert ici de canevas (**M. Brachet**) a démontré de la manière la plus péremptoire que, bien que le cœur, par son organisation *musculaire*, paraisse tout d'abord appartenir, pour ses mouvements, c'est-à-dire pour sa fonction tout entière, au système nerveux cérébro-spinal, il n'en est pas moins placé, et de la manière la plus immédiate, sous l'empire du grand sympathique. Les expériences faites sur le cœur et la moelle épinière, la pathologie de ces organes et leurs vices de développement démontrent jusqu'à l'évidence que le cœur peut s'en passer, puisque leurs solutions de continuité, soit spontanées, soit artificielles, leur destruction complète ou leur manque total de développement, n'ont point mis obstacle à la vie matérielle.

Ainsi, le cœur, organe qui appartient tout entier à la vie de nutrition, puisqu'il en est la source, le moyen et l'aliment, par le fluide qu'il met en jeu, ne pouvait dépendre que du système nerveux végétatif. Cette opinion, déduite de faits irrécusables, n'implique nullement celle que le cœur ne reçoive aucune influence du cerveau; s'il en est ainsi pendant la vie intra-utérine, cet isolement cesse quand commence la vie de relation, et plus celle-ci a pris de développement, plus elle vient à prédominer, plus l'association des systèmes nerveux devient intime, et par conséquent dangereuse à détruire.

Ne poussons pas plus loin des considérations auxquelles nous ne devons demander que les arguments indispensables pour arriver à la solution de notre problème; et n'empruntons plus à la physiologie que l'opinion contraire à celle de Legallois, dont le principe de toutes les erreurs, sur le point qui nous occupe, consistait dans la pensée que le grand sympathique avait ses racines dans la moelle et en tirait toute sa force.

Il n'existe donc entre le cœur et le cerveau que des relations sympathiques très-actives, il est vrai, mais non une dépendance obligée du premier de ces organes au second. Si l'on veut la raison anatomique de cette union ou consensus, nous rappellerons qu'elle se trouve dans l'anastomose des filets du pneumogastrique avec les plexus cardiaques.

Si donc nous avons déjà vu, d'une part, que tel organe, le foie, par exemple, peut s'isoler, du moins pour un temps, de la sphère pathologique qui représente la colique végétale; que, de l'autre, les organes envahis, au lieu de présenter plus d'activité fonctionnelle, offrent, au contraire, une dépression sensible, nous nous étonnerons moins de l'isolement où se tient assez longtemps le cœur, et des caractères qu'il présente dans l'expression du pouls, alors qu'il entre dans ce que nous avons appelé la coalition morbide.

Cependant, bien que chaque ganglion exerce son influence dans un rayon limité et pour ainsi dire indépendant de tout autre, ce qui permet dans l'état pathologique un isolement tout aussi absolu que dans l'état normal, on a peine à comprendre que le cœur jouisse complétement de ce privilége dans une maladie où la plupart des organes sécréteurs lui refusent en quelque sorte le fluide qu'il leur destine, n'admettant ce fluide que pour leur vie de nutrition pure et simple. A la vérité, la chose n'est pas si positive, et les sécrétions et exhalations, pour être considérablement diminuées, ne sont pas entièrement suspendues. A côté de cette remarque, qu'il n'y a pas suppression absolue des liquides récrémentitiels ni excrémentitiels, faisons figurer que la plupart du temps l'organe central de la circulation, sans être ému ni excité, ne conserve cependant pas une parfaite impassibilité, et que, bien observé, il paraît plus ou moins modifié dans son rhythme normal.

Comme nous n'avons pas manqué de le signaler à plusieurs reprises, le cœur peut s'émouvoir avec violence, mais c'est alors que la phlegmasie d'un ou de plusieurs organes vient stimuler sa fonction, et rompre cette sorte d'inertie où tend à le plonger l'influence pervertie du système nerveux qui l'anime.

De même que les complications inflammatoires sont imminentes à l'état aigu, de même il est rare qu'elles ne s'offrent pas sous l'influence de la chronicité. On conçoit du reste que la sécrétion de tant d'organes ne puisse être altérée; que surtout l'exhalation de grandes surfaces muqueuses ou séreuses ne puissent être à bien dire suspendue, sans que la phlegmasie y prenne naissance et ne s'y établisse d'une manière plus ou moins intense et opiniâtre.

En résumé, nous avons à dire, pour ce qui concerne le cœur ou la circulation, que nous voyons ici en première ligne l'influence ganglionnaire, influence qui ne s'altère pas de prime-abord ou ne dévie que légèrement de son rhythme naturel dans la colique végétale, non encore compliquée de phlegmasie; admettant cependant que les ganglions et plexus cardiaques ne restent pas toujours étrangers au mal, ni aux altérations organiques qui en sont la conséquence, si ce mal s'est généralisé, surtout s'il a suivi une marche lente et chronique.

Le premier cas peut se réaliser avec une grande promptitude dans les pays où la colique végétale est quelquefois foudroyante, comme dans l'Inde par exemple. Que la maladie débute par la poitrine au lieu de prendre l'abdomen, ou que les organes de ces deux cavités soient simultanément envahis, et la mort sera des plus imminentes, soit que le cerveau participe à l'état morbide, ou qu'il y demeure étranger.

Ce qui concerne la respiration ne présente pas moins d'intérêt que les phénomènes que nous venons d'étudier dans l'organe central de la circulation. La première de ces fonctions, comme l'une des plus importantes de l'économie, réclame sa part dans l'influence cérébro-spinale; mais cependant, comme tout acte végétatif, elle s'accomplit, dans son mécanisme le plus intime, sous l'empire du trisplanchnique.

Ce sont encore les beaux travaux de M. Brachet qui ont déterminé, dans les poumons, la limite des deux vies. Ce savant physiologiste a démontré et ici nous le laisserons parler : « que la respiration offre le modèle d'une fonction des plus compliquées, puisqu'elle s'exécute par le concours simultané des deux systèmes nerveux. D'une part, il y a besoin de respirer, sensation perçue par le pneumo-gastrique, et transmise à l'encéphale, qui réagit sur les muscles respirateurs chargés du *mécanisme* de la respiration; cette double action est le plus souvent exécutée à l'insu du *sensorium commune*, de la volonté. D'autre part, nous trouvons des exhalations, des sécrétions, des phénomènes *chimiques* indépendants de l'appareil cérébral et opérés sous l'influence des nerfs ganglionnaires. »

En retraçant les signes et la marche de la maladie que nous étudions, on nous a vu signaler la participation de l'acte respiratoire au malaise et à l'embarras présentés par un grand nombre de fonctions organiques. Plus vite que la circulation, la respiration se laisse atteindre par cette disposition somnolente et dépressive qui caractérise la colique végétale ; plus vite qu'à toute autre fonction opprimée, il faut aussi s'empresser de remédier à son défaut, sans quoi la mort est imminente. La gêne qu'on observe ici paraît plus essentiellement dépendre de l'influence nerveuse cérébrale, œuvre de sympathie, que de celle qu'exerce le système ganglionnaire. En effet, la dilatation du thorax s'exécute avec peine, nous avons parlé de l'immobilité apparente de cette cavité. Ici l'anomalie ne nous paraît pas venir seulement du pneumo-gastrique, les nerfs respirateurs rachidiens nous semblent y participer ; de là, la nécessité d'agir promptement sur ces nerfs par des sinapismes, des frictions stimulantes ou un vésicatoire. Qu'à cette première disposition viennent se joindre une même altération fonctionnelle des nerfs ganglionnaires, l'hématose n'est pour ainsi dire plus possible, en vain ferait-on arriver l'air dans le poumon, que ses phénomènes chimiques n'en seraient pas moins anéantis.

Ceci constaté, on comprend facilement pourquoi la dyspnée est un signe si grave dans la colique végétale, pourquoi il faut se hâter d'y remédier par tous les moyens possibles.

Nous venons d'étudier l'influence pathologique du système ganglionnaire sur l'ensemble des organes qui appartiennent au domaine de la vie intérieure ou végétative ; il nous faut maintenant, plus en racourci, faire le même travail relativement aux fonctions de relation.

Les organes de relation peuvent n'être intéressés que par la voie des sympathies qui existent entre les deux systèmes nerveux, ou bien leur lésion peut se borner au trisplanchnique, quand celui-ci ne leur est pas étranger. Dans le premier cas, on conçoit que le phénomène pathologique soit plus facile à saisir que dans le second, attendu que les manifestations du genre nerveux cérébral sont les plus palpables, celles dépendantes du genre nerveux végétatif étant, à bien dire, moléculaires et plus ou moins dissimulées.

Le rôle en quelque sorte latent que remplissent les ganglions et plexus sympathiques à l'état normal, cette sensibilité également obtuse aussi longtemps qu'ils restent à l'état physiologique, font place, sous l'influence de leurs maladies, à des actes devenus plus ostensibles, et à une sensibilité qu'on peut dire l'emporter sur celle des nerfs cérébro-rachidiens.

Ainsi nous voyons, dans la colique végétale, que la plupart des fonctions intérieures présentent des troubles et des anomalies qui ne peuvent être rapportées qu'au système sympathique; ainsi nous observons des douleurs atroces qui ne peuvent avoir pour agent que le même système, considérablement lésé dans ses actes normaux.

En procédant selon l'extension ou la progression la plus ordinaire du mal que nous voudrions définitivement caractériser, nous avons à indiquer la source et la nature des douleurs ressenties dans l'échine, douleurs qui envahissent bientôt les membres, où elles affectent parfois une marche chronique et interminable.

L'état maladif des ganglions thoraciques et abdominaux se trouvant constaté, et les premières douleurs ressenties devant être rapportées à la situation morbide de ces organes, rien n'est mieux fondé que l'opinion qui attribue la douleur rachidienne à la communication ou continuité qui existe entre la moelle et le système ganglionnaire, par l'intermédiaire des branches spinales de ce dernier. La douleur, on le comprend, peut n'être que de réaction sympathique, surtout à sa naissance, ou dépendre par la suite d'une excitation, devenue en quelque sorte idiopathique, de la moelle épinière. Pour éclaircir ce dernier fait, il eût fallu pousser l'investigation anatomique jusqu'au canal vertébral, omission que nous regrettons beaucoup d'avoir commise.

Ceci établi, il serait superflu d'analyser le pourquoi de la douleur des membres; les anomalies, et quelquefois l'abolition du sentiment et des mouvements de ces mêmes parties, se trouvent ici également appréciées.

Suivant toujours l'ordre de fréquence et de génération, soit des simples sympathies morbides, soit de l'extension directe du mal, nous arrivons aux phénomènes offerts par la voix, fonction plus ou moins altérée, parfois abolie dans la colique végétale.

Il est vraiment remarquable que les lésions successives qu'on observe dans cette maladie suivent un cours ascendant de la cavité abdominale vers celle qui domine toutes les autres. Ainsi, la douleur et tout l'appareil morbide, en un mot, s'établissent dans l'abdomen, de là retentissent sur les lombes et les membres pelviens, puis s'étendent aux organes de la poitrine, saisissent la partie correspondante de la moelle et les membres thoraciques; bientôt le cou est pris à son tour et la voix fléchit ou s'éteint; enfin, le cerveau, dernier terme possible de la névralgie sympathique, vient s'y associer à sa manière, et la vision, l'audition, ainsi que les actes, qui lui sont plus intimes et plus intrinsèques, témoignent de leur perversion et du trouble qu'ils éprouvent.

Comme il serait long de procéder ici fonction par fonction; de citer les expériences qui établissent les relations sympathiques des deux systèmes nerveux, et de donner sur chaque point la raison anatomo-physiologique de ces rapports merveilleux, nous nous bornerons à renvoyer les plus exigeants de nos lecteurs au bel ouvrage de M. Brachet, sur le système nerveux ganglionnaire, source pure et féconde où nous avons cru devoir puiser largement.

Il est temps enfin que nous nous arrêtions dans une analyse qui peut avoir déjà fatigué le lecteur; le labeur que nous nous sommes donné, les investigations minutieuses auxquelles nous nous sommes livré pouvant être considérés comme le véhicule de toutes les inductions et analogies encore nécessaires pour compléter nos moyens de conviction.

Le rôle que certains auteurs ont fait jouer au trisplanchnique dans la physiologie des passions, et la part que celles-ci prennent à la colique végétale, soit comme causes, soit comme effets, nous imposent la loi d'en dire quelques mots.

Les passions ont leur siége dans le cerveau; là elles naissent ou se résument par la voie des sensations, tout autre organe étant impropre à les produire ou à leur servir de foyer *fonctionnel*. Ce n'est pas à dire, pour cela, que la réaction des viscères sur l'encéphale par l'intermédiaire du grand sympathique, ne puisse allumer les passions; mais celles-ci, nous le répétons, n'ont pour point de départ *physiologique* que le *sensorium commune*, leur production, comme influence viscérale, remontant presque toujours à une cause *pathologique*.

Si donc les dispositions morales qui tiennent de la nostalgie et de la tristesse ont paru actives dans la détermination de la colique végétale, c'est que le trisplanchnique, dans une situation ici toute passive, a reçu l'influence déprimante du cerveau ainsi modifié.

Le chagrin et la torpeur nostalgique, dans la réaction qu'exerce le système cérébral sur le ganglionnaire, ont, pour effet, on le sait très-bien, de ralentir les fonctions assimilatrices, d'imprimer un rhythme moins pressé aux principaux actes organiques, et de disposer par ce mécanisme plusieurs de nos viscères à des congestions opprimantes.

Alors que la circulation suit un cours moins rapide, que l'hématose languit, que les sécrétions diminuent notablement, on n'a pas lieu de s'étonner si le système qui préside à ces actes intérieurs se pervertit lui-même dans sa puissance fonctionnelle.

Le système nerveux ganglionnaire, après avoir été passif dans l'étiologie de la colique végétale, change de rôle et devient lui-même provocateur des dispositions nouvelles et anormales que présente l'organe intellectuel dans cette singulière maladie. On conçoit du reste qu'un état pathologique qui lèse la vie intérieure dans la presque totalité des rouages qui la composent ne puisse longtemps se prolonger, sans que le centre commun des sensations et des volitions ne subisse, sous le rapport de ses manifestations, et quelquefois de sa structure, des changements profonds et multipliés.

Cette réaction des organes malades sur l'encéphale n'est pas, nous le savons bien, particulière à la maladie qui nous occupe ; une foule d'affections diverses développent la même influence, mais elle est moins radicale, moins constante et moins directe, en ce sens que pour naître et agir elle doit passer de l'organe malade à ses nerfs ganglionnaires, tandis qu'ici c'est le système ganglionnaire lui-même et tout entier qui présente la lésion primitive ; de là une communication morbide sympathique beaucoup plus rapide, et pour ainsi dire inévitable.

La voilà donc terminée cette tâche, que, sans trop calculer nos forces, nous avons eu l'audace d'embrasser ! Qu'on veuille bien nous en croire : si nous eussions, dès le premier instant, compris le cadre et envisagé l'étendue de la question, certes, nous eussions renoncé à la traiter, car, pour le faire d'une manière satisfaisante, nous sommes maintenant averti qu'il faut posséder en physiologie plus de connaissances que nous n'en avons acquises, et, sous le rapport de la logique, réunir des qualités auxquelles nous n'avons pas la prétention d'atteindre.

Quoi qu'il en soit, nous avons la conscience que notre travail ne saurait être complétement inutile, attendu qu'il est urgent de ramener l'attention sur une maladie aussi grave et aussi répandue que la colique végétale, et cependant si mal et si diversement caractérisée par les auteurs !

D'ailleurs, le rôle nouveau et très-important que la physiologie de notre époque accorde au grand sympathique fait présager à tous les bons esprits qu'il occupera bientôt dans la pathologie une place non moins élevée ; dès lors, on ne saurait le nier, tout ce qui paraît s'y rattacher dans l'état morbide doit fixer l'attention et la sollicitude de l'observateur.

Sans doute on nous pardonnera d'avoir abordé un sujet aussi difficile, que nous savons, du reste, n'avoir que grossièrement ébauché. Le désir d'être utile, l'engagement que nous avons pris avec nous-même de toujours remplir la tâche que les circonstances nous imposent : tels sont les motifs qui nous ont fait écrire ce livre. Puissent maintenant nos veilles n'être pas sans résultat pour ceux qui nous succéderont dans l'étude d'une maladie dont nous ne saurions trop recommander l'observation clinique, vu l'intérêt qu'elle présente au pathologiste, vu la nécessité d'en perfectionner la thérapeutique encore fort incertaine !

FIN.

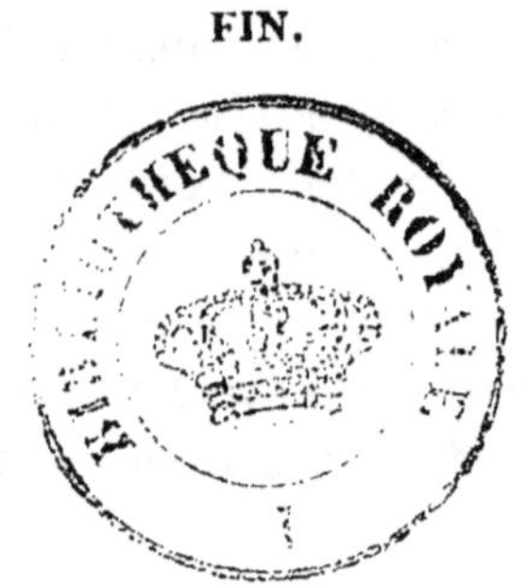

TABLE.

Dédicace.
Avant-propos.................................... 1
Définition et synonymie...................... 1
Précis historique............................. 2
Causes.. 2
Symptômes.................................... 11
Marche....................................... 19
Durée.. 19
Terminaison.................................. 20
Pronostic.................................... 22
Caractères anatomiques...................... 24
Autopsie du sieur Marin..................... 26
Autopsie du sieur Quenneson................. 34
Traitement................................... 41
Traitement prophylactique................... 65
Observations particulières.................. 67
Première observation........................ 69
Deuxième observation........................ 71
Troisième observation....................... 77
Quatrième observation....................... 81
Cinquième observation....................... 93
Sixième observation......................... 97
Septième observation........................ 104
Huitième observation........................ 107
Neuvième observation........................ 112
Dixième observation......................... 114
Onzième observation......................... 119
Douzième observation........................ 122
Treizième observation....................... 124
Quatorzième observation..................... 128
Quinzième observation....................... 130

Pages.

Seizième observation.............................. 133
Dix-septième observation.......................... 137
Dix-huitième observation.......................... 139
Dix-neuvième observation.......................... 141
Vingtième observation............................. 142
Vingt et unième observation....................... 145
Exposition physiologique, ou essence de la maladie.... 150